U0030149

郭于誠 ——著
中國醫藥大學新竹附設醫院放射腫瘤科主任·癌症中心副主任
台灣漢和國際精準放射醫療協會理事長

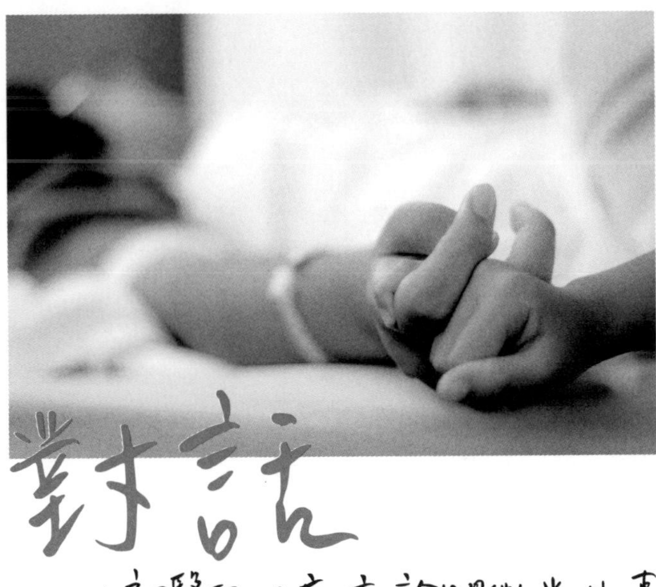

對話

——大郭醫師的癌症診間微光故事

診間對話

建立醫病間的良好溝通

陳自諒．中國醫藥大學新竹附設醫院院長

仔細的拜讀了郭于誠主任撰寫的醫病關係專書，書中很明白地點出癌症病患不只肉體受了痛苦，心靈上更是坎坷，所以與病患及家屬討論疾病及治療過程是相當的重要，這樣才能掃除醫病之間的陌生感，真正拉近彼此的距離。尤其現今的醫療環境，病患及家屬對醫療的期待很高，因此治療每一位病患時，都必須全力以赴，否則一不小心，當醫療期待產生落差，會引起不必要的爭議，醫師及醫院就可能吃上官司。

一般病患及家屬對醫療這個行業是很陌生的，當得到重大疾病時，都會嘗試著尋找相關醫療的資訊，通常不是透過周遭的親朋好友，就是從報章媒體或網路搜尋。然而，在e世代醫學知識正遭受大量訊息的強烈衝擊，醫療訊息累積的數量遠遠超過個人所能閱讀的極限，更不用說善加處理及分辨虛實了。錯誤的訊息甚至部分尚待確認的醫療行為，都藉著網路傳播輸送到地球的每一個角落，散播於社會各階層中，直接、間接的影響醫療行為，也使得當前的醫療不確定性更加惡化。

書中郭主任用最通俗的語言與癌症病患及家屬建立良好的溝通管道，告訴他們最正確的醫療訊息，讓柔性的互動貫穿整個醫療過程，整體的醫療品質因而獲得提升。身為治療癌症的醫師，不管是哪一個專科，我們強調的並不是能夠為病患做多少，而是視病患需求來提供用心的醫療，一個微笑、一份關懷、一個鼓勵，就能讓他們大受鼓舞，對醫療的配合度相對提高。

這本書除了推薦給癌症病患和家屬外，一般民眾也值得拜讀，書中充滿真情流露的真實故事，細膩的描繪出當今台灣醫療的狀況。最後，我必須強調，醫療這個行業的確已經不像我祖父及父親輩的年代那麼單純了，病患前來看病、醫師診斷後開藥，病人再支付醫療費用，這種簡單而直接的互動已經成為歷史。

更令人擔心的是，醫病之間的關係正逐漸失去互信，部分病患因而對醫師及醫療院所提供的醫療容易產生猜忌，動輒提出沒有建設性的抱怨，甚至非事實的指控，醫師的工作情緒、效率不免受到影響，對於以救人為天職的使命感更是一大重擊。

當然現今的醫療是不能忽視病患的自主權，不過病患與家屬必須與醫療人員共同討論病情，擬訂最妥善的醫療計劃，讓我們和病患及家屬一起期待今天要比昨天好，而明天會更好。

醫生陪伴著病人也被病人陪伴著

朱為民．台中榮民總醫院健康管理中心主任

郭醫師和我有很多相同的地方：我們都喜歡照顧末期病人、我們都喜歡對病人做具同理心的溝通，還有，我們都喜歡把和病人的對話紀錄下來。我非常喜歡記錄我和病人的對話，從那些對話的反覆推敲之中，我發現了一個結論：醫生陪伴照顧著病人，但也被病人陪伴著、照顧著。

大家一定都聽過：病人是醫生的老師，但是病人作為一個老師，不只是教醫生他們身體上所得到的疾病而已，更多時候讓我們學習的，其實是病人（和家屬）如何面對疾病、面對死亡、面對生命。而這些面對，通常都如珍珠一般，隱藏在幽微的話語之中，一個不小心，就會遺失了。因此，興味盎然地讀著這本書這麼多和病人對話的紀錄，看著一個一個故事躍然紙上，映照著跟醫療、跟生命、跟情緒種種不同的主題，實在打從心裡感到對郭醫師的喜愛和敬重。

放射腫瘤科醫師是安寧緩和醫師照顧病人的好夥伴，而郭醫師更是我的好朋友以及老師和學習的對象。我相信這本書可以讓每個人都能學習到：平時如何照顧自己的身體健康？在得到疾病的時候該如何做最好的醫療選擇？如何和家人溝通關於醫療的種種層面？如何到年老時能預約一個美好的告別？這些主題都很重要，在郭醫師的說明之下卻一點都不難。翻開這本書，讀了第一個故事，你就會懂我在說什麼。

癌友的微光 對生活與生命的探討

高承恕．逢甲大學董事長、EMBA 講座教授

郭于誠醫師是位難得的良醫，既有仁術又有仁心，既欲治人之病痛，更想改變眾人的觀念；於是在醫院的空閒之外，他做訪談、記紀錄，談的不僅是醫療健康之道，更是深一層的生活與生命探討。

雖然這本書目前我只讀了一部分，卻仍十分感動。其實我們習慣上有許多的迷思與無知，郭醫師以他的專業知識與無比的熱忱，透過深入淺出的文字，告訴讀者，如何善待自己的健康，同時還可以更適當的兼顧家人、親人。

2021年全球新冠肺炎仍在蔓延，此刻我們更需要更正確的知識，更冷靜的頭腦去面對。這本書不只是診間室的微光，更是一盞燈。

郭醫師讀完陽明大學的博士之後，又至逢甲大學 EMBA 研讀經營管理碩士，因為如此，結了師生的好因緣，如今將經驗與智慧集結成書，囑我作序，感謝之外更是歡喜，書寫分享是以文字結緣，盼望更多人受益，便是福分！

放手
生命學習課程裡的好書

許文憲．哈伯精密股份有限公司董事長、TMBA 台灣工具機暨零組件工業同業公會理事長

面對必然的「生、老、病、死」之苦，人該如何自處？這是一門很深且學習不完的課程。

面對疾病與死去，很少人是不懼怕的。身為病人或家屬的我們，常常帶著很多問題期望從醫生問診時得到明確的答案，但很多時候因為太過專業的回答，走出診間時卻還是一臉茫然。確診的第一時間我們都希望找一位醫術高明的醫生，但所謂「仁心仁術」，病人真正需要的是一位可以讓人感到安心、放心、可依賴的醫師，這正是台灣諺語說的：「先生緣，主人福」。

「每天都帶著來玩的心情一樣，快樂來上班」，在工作裡找到熱情，讓郭于誠醫師成為病人與家屬的良師益友。這本書裡，郭醫師以工作日常裡一些或輕鬆或感動的小故事，分享其從醫二十年的經驗與成長歷程，同時帶出醫生、病人與家屬之間的微妙關係、提供了很多用藥觀念、健康管理態度、台灣醫療資源分享、如何面對疾病與治療，以及生命盡頭的放手，是一盞白色巨塔外的燈塔，是一本生命學習課程裡的好書。

陪伴
為社會留下更多的美好

李佩淵．秀傳醫療社團法人秀傳紀念醫院名譽院長

醫學領域內有許多臨床專科，雖然醫師們都認為自己在從事救死扶傷的濟世工作，但是最常接觸生死議題的是四個專科：急診科、加護病房重症專科、腫瘤科、安寧專科。其中，急診科面對的是數分鐘至數小時內的生死抉擇，對象是驚惶失措的家屬；加護病房內的重症醫師，則有數天的時間與憂心忡忡的家屬一起討論醫療處置，安寧專科的醫生則有數週的時間，陪伴已經放下的眾人走完最後一段路；唯有腫瘤科醫師要在長達數月甚至數年的時間裡，同時面對不安的病人及焦慮家屬，共同決定治療方向，陪伴著他們，面對病程的不確定性，甚至是不佳預後的確定性。

于誠曾經與我共事，不單在專業領域上有紮實的基礎，除有從事研究的執著、教學的熱忱外，更難得的是他有產業的嗅覺，當然，讓這一切都顯得更有意義的是他底子裡有的人本思想及人文素養。

本書採用主客互動問答式編寫，讓讀者在兩種角色間互換，沉浸在過去類似的經驗複製，亦能純然擬真出那對話場景，是一本兼具人文科普及全人醫學教育的好書。

期待于誠在癌症治療、精準科技、人文教學、醫療產業的斜槓人生裡，能繼續為這個社會留下更多的美好。

對話，回到善的起點和終點

郭于誠

首先要感謝所有曾經幫助我出版這本書的熱心人士！

聽過我自我介紹的人對這段話都不陌生，「大家好，我是郭于誠，我是一位放射腫瘤科醫師，請大家沒事不要來找我。當然，非來不可的時候還是要來哦！」通常對方聽完的反應會先一愣，緊接著會心一笑，「說的也沒錯！」

在工作時間內，會來找我的不是學生、就是癌症病患與家屬。沒有人想當後者，最好一輩子都不要！然而，這是一廂情願的想法，尤其是現在癌症發生率逐年提高，我們都必須認清一個事實——癌症隨時會找上門。既然如此，就得做好萬全的準備——在預防與治療上建立正確的觀念與習慣！

二十多年癌症治療的經驗讓我深刻體會到——患者和家屬是醫者最好的老師！每個病患都希望恢復健康、每位醫師也希望幫助病患脫離病魔，但醫師畢竟無法料事如神、事事如願。雖然我經常要面對來勢洶洶的癌細胞挑戰，有時還會因病患太晚確診、家屬毫無心理準備，竭盡全力仍無法力挽狂瀾。所幸，大部分的病患與家屬都是能理解的，就算結果不如預期，也不會責怪醫師，因為大家都盡力了，他們希望的是——醫師能陪他們面對未知的恐懼、給他們實質的鼓勵與支持！因此，我在書中不斷強調一個概念，醫生除了醫「生」，還要能醫「死」；知道如何面對死亡，才會知道怎麼好好活著。

二十多年的日子裡，雖看盡生離死別，卻沒有讓我感到害怕；既然無法確定明天會如何，那就做好每一件事、過好每一天！絕不輕易交差了事，否則就是交差了自己的人生，這是病人教會我的人生哲理。雖然個性與想法隨著時間推移而轉變，但一些理念反而更堅定不移，飲水思源就是其中之一。

該怎麼做？心中一個聲音響起，乾脆把我這二十年來印象深刻的親身經歷，以案例故事的方式陳述出來吧！用真實發生過的故事，讓人身歷其境，引起讀者的共鳴（部份案例有徵得當事人同意）。

故事發生在誰身上不重要，任何人都可能發生同樣的事，如何避免重蹈覆轍才是重點。為了讓大家能夠感同身受，我使用第一人稱來敘述，讓讀者想像，如果事情發生在你身上，你會怎麼做？這個「你」可以是患者、家屬或學生，這就是「換位思考」的練習。

為了撰寫這本書，我閱讀了不少書籍，也拜訪了不少貴人及團體，並在這些人身上見證了善的力量，藉此我也不斷地反思自己而收穫良多。此外，本書我特別採用群眾募資的方式，讓所有贊助者都成為共同出版者，一同參與分享這份成就。我將參與募資的善心人士都列在「感謝欄」當中，由衷感謝，這份榮耀屬於每一個人！

本書一共分成六個篇章，每一個篇章中都收錄許多不同的故事，每一個故事都有自己的主軸，彼此又巧妙地結合在一起。其中有幾個篇章是用四個不同階段來呈現我的成長與改變，讀者可以從中看到，我如何從一次又一次的錯誤當中找到答案並擴充原本的內涵。

書中也特別提到「蘋果理論」，我用這個理論分析人事物背後潛在的意義，只要能巧妙運用果皮、果肉與果核三者間的聯結，就有機會解決昂貴藥物或高科技醫療也無法解決的問題。這個理論不只可運用在醫病關係，連人際關係都適用，但不保證每次溝通都能順利達到預設的目標。如果沒有成功也不要氣餒，請務必繼續練習找出化解的辦法。

現代醫學越來越依賴先進的科技與儀器，人工智慧技術的發展與應用，搭配社會輿論的推波助瀾，而使得社會大眾逐漸忽視醫病間面對面溝通的重要性。醫病間是否能將彼此的想法正確傳達給對方？彼此是否聽懂對方想表達的意思？才是最基本、最重要的環節！

無論現代醫學多麼進步，醫學教育還是需要倚賴前輩手把手地將所學傳承給後輩，這是科技無法取代的智慧結晶，從中我也獲得了不少啟發。但我必須強調，我提到的做法並不是標準答案，在閱讀的過程中，讀者如果有想法與建議，歡迎提出來與大家分享，讓醫病關係更美好，社會更良善。

最後，我希望藉由《對話》這本書來傳達「完整」、「善終」與「傳承」的概念。罹癌雖是一件令人傷心難過的事，但並不減損生命的美好，仔細思索或許會發現——得到的比失去的還多，從中獲得了「完整」的生命歷程。至於「善終」簡單來說就是好好地走，看似簡單的用語卻蘊含無窮的生命力，因為這是每個人走到生命末期都必須面對的課題。如果能從人的身心靈擴展到人與人之間的關係，讓每個人都能得到身心靈的善終，最後將收穫傳承下去，那麼死亡其實並不可怕，反而是一份珍貴的禮物！

願這份禮物可以透過這本書來獻給正苦於找不到答案的朋友，願大家都能平安喜樂。

目錄 CONTENTS

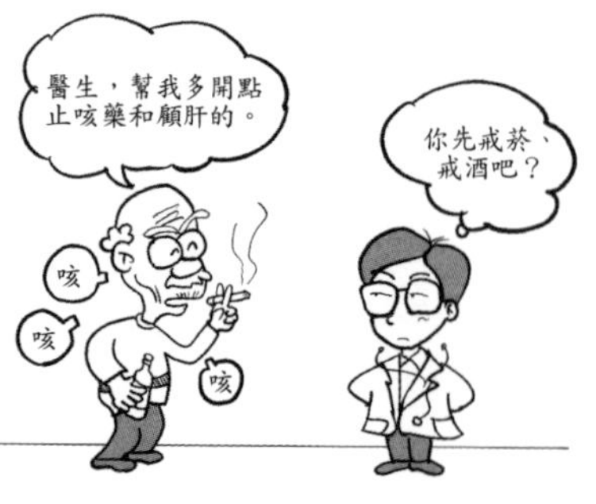

之前醫師說的治療方法怎麼跟你說的不一樣？
5年前的資訊當然不一樣啊！

CHAPTER 3

健康食品
吃藥還是吃補？不是治病仙丹！

CHAPTER 4

安寧緩和——陪你走好人生終點站

CHAPTER 5

悲傷輔導——心靈OK繃，安撫家人心中的傷

◆第三階段：扭轉悲傷……210

◆第四階段：悲傷輔導——轉化為正能量……216

CHAPTER 6

學習與傳承——感恩珍惜，繼往開來

◆第四階段：一代比一代好……263

◆結語

◆附錄

CHAPTER

1

醫病的迷思與反思——道聽塗說別輕信

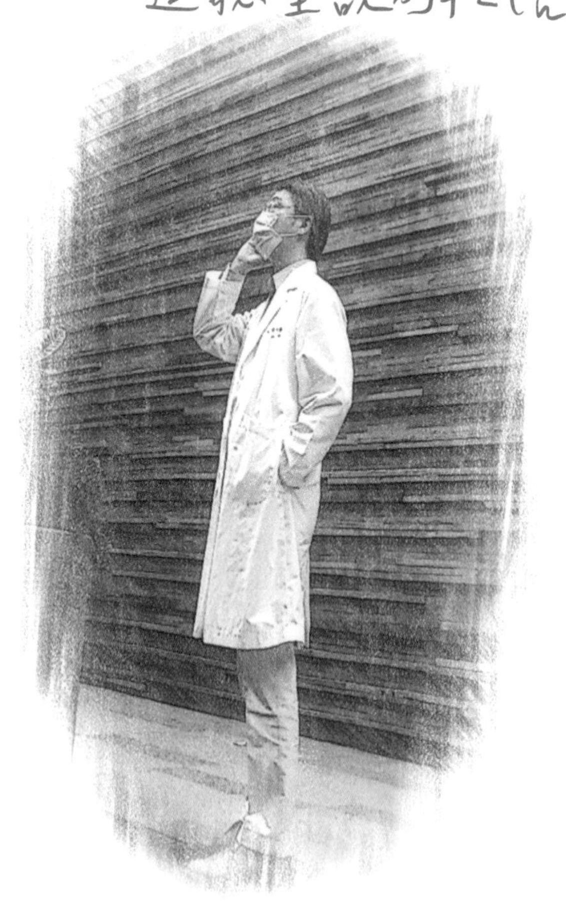

（攝影／黃佳紅）

行醫二十幾年的過程中常常遇到病人問一些似是而非的問題，這反映出民眾在得知罹癌之後因為對疾病不清楚、對治療有誤解、以及恐慌導致與醫護人員之間容易引起誤會和衝突。

舉例來說，什麼是化學治療？聽說電療會把皮膚燒焦？可以吃中藥補身體嗎？醫院越大就越好嗎？儀器設備越新穎越昂貴就越好嗎？自費藥材一定比健保藥材有效嗎？要告知病情還是隱瞞病情？什麼是臨床試驗等。這些因素會影響一個人的決定，沒有好或不好，可是結果會差很多。

得了癌症是一個重大的打擊，如果在過程中又做錯了決定等於是傷口上灑鹽。病患要有能力掌握狀況才能做對每一個重要的抉擇；這個能力不是一時半刻就能具備的，必須靠平常就不斷地學習與反思才行。我希望在這個章節透過幾則經常碰到的故事來讓讀者學習與反思。

（編註：病患家屬、病患兒子、病患太太於本書中標示為家屬、兒子、太太；病患本人於本書中標示為病患；郭醫師於本書中標示為我。感謝烏博士詹皓凱醫師跨刀提供可愛的插畫。）

案例1

厲害的神藥？

這是真實發生的故事，我相信許多醫護人員也遇過，該怎麼應對呢？

家屬：郭醫師，你看我爸爸這一個月來氣色如何？

我：我看看，確實有進步，精神比上個月好，腹水消了，黃疸也退了！

病患：對啊！我自己也覺得進步很多！

我：你們是不是有給他吃什麼啊？進步這麼快？

家屬：（得意狀）就鄰居報我們一帖中藥啊，好神奇喔，才1個月就進步這麼多，我鄰居還說他家裡兩個人都是吃這個藥！

我：哇！那現在呢？那兩個人現在都好了，對不對？

家屬：呃……死了。

我：那你還給你爸吃？

家屬：（恍然大悟）對吼！

這個故事看起來很好笑、很誇張對不對？我也覺得很誇張！但這是真實發生過的事情，我相信許多醫護人員也遇過病患問這個問題，又是怎麼回應呢？

＊＊＊＊

台灣社會中長期有著「中藥補身體」的說法，我的病人中也有不少人透過介紹去求助連中醫師執照都沒有的密醫，有些「醫師」甚至要求病患一顆西藥都不能服用，否則「秘方」就沒效了；很多病人怕得罪「醫師」而選擇配合，等到病情惡化再被送到醫院經常已回天乏術。

以故事中的案例來說，多數病患會以周遭朋友「服用某秘方成功」作參考，卻忘記每個人的病情和體質不一樣，他人的經驗不能完美複製在自己身上！失敗的個案沒機會勸大家不要嘗試！因為他可能已經在另外一個世界了。

曾經有一個病患跟故事中的人物很類似，聽了鄰居的建議而服用一種藥草，起初腫瘤消得很快，我很驚訝，他也很開心；然而幾個月後，家屬來申請診斷書時，我才得知病人過世了，死因是中毒！病人服用的劑量超過他的負荷，後悔也來不及，實在很遺憾。

提醒大家，不要輕易嘗試服用來路不明的秘方，也不要任意向他人推薦這種秘方，除非你能負責。要避免這種情況發生，必須加強自己的判斷力，這是自己的責任。健康要靠自己，別把自己的責任推給醫護人員囉！

案例2

哇！神醫？

我朋友介紹的，外面沒有招牌，裡面有一大堆人，都是來拜託「神醫」看病的。

這不是開心的故事……。

我：你這一年多來都不錯吧？

病患：（笑）哪裡，都是醫生你的功勞呀。

我：沒有啦！C醫師給你的口服化療藥才是最大功臣，我什麼也沒做。

病患：口服化療藥？我一顆也沒吃啊！

我：你一顆也沒吃？那你吃什麼？

病患：我吃人家介紹的中藥啊，我都沒有感覺不舒服，都好好的，為什麼要吃化療藥？中醫師還叫我不要吃西醫給的藥，不然他的藥就沒效了。

我：是我們醫院的中醫師嗎？

病患：（搖手）不是啦！是我朋友介紹的，在XXX那裡，外面沒有招牌，可是裡面有一大堆人，都是來拜託「神醫」看病的哦！

我：你知道你是第三期，隨時會復發嗎？

病患：（小聲）知道啦！C醫師有說。

我：那你不吃化療藥，C醫師知道嗎？

病患：我不知道他知不知道。

我：那你有告訴他嗎？

病患：（沉默）……。

我：沒有對不對？不然他不會一直開藥給你。

病患：（沉默）……。

我：而且還連續拿了一年多？那些藥呢？

病患：都放在家裡啊！

我：放到過期？那麼多藥？我跟你說，我不反對你吃中藥，中藥輔助癌症治療是好的，但是你應該找合格的中醫師，例如：我們醫院的中醫師絕對不會叫你停止化療，而且同一家醫院的電腦都能查到資料，彼此配合。再說，就算你不吃，你也應該跟C醫師坦白，請他不要再開藥，不然那都是大家的血汗錢哪！

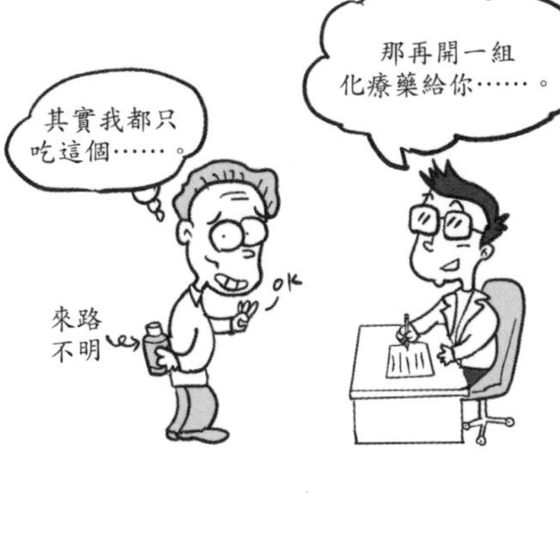

病患：好啦！好啦！我下次會跟他說啦！醫生啊，我的抽血結果怎麼樣？

我：咦？那個醫生幫你治療，怎麼他不幫你檢查？這不是他的責任嗎？

病患：他叫我回來這裡找你安排檢查，然後再把報告拿去給他看就好！

我：啊？怎麼可以這樣？這很不負責耶！

病患：（不耐煩）哎呀！好啦！郭醫師，這不重要啦！我的抽血結果到底怎樣啦？

我：（沉默）……。

病患：怎樣啦？你怎麼都不說話？

我：腫瘤指數升高了，從2變成50。

病患：（大驚）怎麼會這樣？

我：（嘆氣）你怎麼會問我？應該要問你自己呀！

病患：可是我都有按時服藥啊！

我：你確定你吃的那個真的是「藥」嗎？還是去問給你中藥的人？他到底是不是合格的中醫師？你知道嗎？

病患：（小聲）我……我……。

我：我不是保證你吃化療藥就一定會好，但是至少我知道藥的成份、預期的效果、可能的副作用，要做什麼檢查我們也很清楚。可是給你中藥的那個人說得出藥理機轉和副作用嗎？我連他給你的是什麼都不知道，是要怎麼幫你排檢查？

病患：（開始害怕了）醫生，那現在怎麼辦？

我：只能照標準流程先檢查看看再說了。

＊＊＊＊

病人走後。

我：（打電話）喂，是XXX（美女助理）嗎？麻煩妳請C醫師重新和病人談一下，如果他不吃化療藥，就別再開給他（略述故事）。

助理：（生氣）怎麼會這樣？一年多耶！好過分！

郭醫師小教室

類似的情節天天在醫院上演，病患拿了藥回去沒吃又不說，然後私下花很多錢去看不知道合不合格的中醫師、吃不知道有沒有經過檢驗認證的「藥」，再回頭來找西醫師檢查看看有沒有效？各位稍微動腦筋想一下：

首先，誰負責開藥就應該負責評估療效才對！此外，病患常常因為恐慌而盲目求助大排長龍卻來歷不明的所謂「神醫」，這完全沒有保障。最好的做法是求診前務必先確認，該醫師是否合格？他是否能負起所有的責任？如果不行，建議你三思，免得花了錢還誤了病情。

最後，病患有權利選擇不接受C醫師的化學治療，不過應該跟C醫師坦白並請他不要再繼續開藥才對！大家要知道，癌症治療的藥物都所費不貲，如果領了，沒吃又不敢讓醫生知道，這種行為除了造成嚴重的醫療浪費之外，也會使醫生誤判——惡化是因為藥沒效，其實是根本沒吃藥才導致惡化。因為醫生以為藥沒效可能選擇換藥，最後病人還是害了自己。

為什麼會這樣呢？請繼續看下面這個故事！

案例3

有副作用，我不敢吃！

主任開的藥我都不敢吃，吃了很不舒服……。

病患：郭醫師，我跟你講，S主任給我的藥我都不敢吃，吃了很不舒服。

我：那妳有沒有跟S主任說？

病患：我沒有跟他說。

我：所以S主任一直開那個藥給妳，然後妳都沒有吃，是不是？

病患：（點頭）我怕我說了以後，S主任會很生氣。

我：這樣子多久了？

病患：一年多了。

我：所以這一年多來，S主任一直給藥，而妳都沒有吃，是嗎？

病患：我怕S主任會生氣，我不敢說。

我：婆婆，妳知道那個藥，一個月藥費一萬塊嗎？妳不想吃沒關係，可是妳應該請S主任不要再開了，這很浪費的！

病患：這麼貴喔？那我拿回來還給醫院。

我：應該過期了，而且藥退回來，醫院依照規定也只能銷毀而已。

病患：可是吃那個藥真的不舒服，我又怕S主任生氣。

我：婆婆，妳如果不說，S主任會以為妳都有吃，萬一腫瘤復發，醫生會以為那個藥沒效，然後改用更強的藥，到時候副作用恐怕更高。

病患：會這樣哦？

我：是啊！如果妳不講，S主任怎麼會知道是因為妳根本沒吃藥呢？

病患：一定要吃嗎？吃了就不會有問題嗎？

我：我沒說吃了不會有問題，而是如果吃了還惡化，不吃一定更危險，而且這是自己造成的！

病患：所以我應該跟S主任說，叫他不要再開了，對不對？

我：對！因為這是大家一起繳的健保費幫妳付的，不是免費的。我們要珍惜，不應該浪費！

病患：以前都沒有人跟我講這個。

我：所以我現在才會講給妳聽。

病患：那我明天要鼓起勇氣跟S主任講。

我：這樣就對了！

這個故事透露出幾個問題——病患不願意吃藥的主要原因來自於副作用；不向醫師坦白則是怕醫師生氣；健保制度的設計也使得病人拿藥不吃也不覺得負擔很重等。健保的本意是希望利用眾人的力量來照顧許多罹患重症卻付不出龐大醫藥費用的家庭，讓每一個人都能得到應有的醫療照護，立意是好的，我自己和家人也都曾蒙受這樣的美意，但這不是免費、毫無節制的。

如果在政策面、執行面與民眾教育面無法取得平衡，就會導致良善的美意變質，不斷增加的支出並沒有得到相對的滿意度。這是一個環環相扣的問題，我無法在這裡用短短的幾句話就說得清楚，我想強調的是——「資源寶貴，大家要懂得珍惜」。

那麼該如何讓病人懂得珍惜、減少醫藥浪費呢？最重要的是要教育，同時也要適度檢討「部分負擔」的額度同時設計避免民眾浪費的機制，才能珍惜得來不易的健保。

案例4 本末倒置

醫生，您都吃什麼呢？

病患：醫生，現在到底有什麼可以吃啊？又是塑化劑、又是假油，好恐怖啊！醫生你都吃什麼油？

我：我忙到沒時間去看餐廳用什麼油耶！

病患：那你都吃什麼？醫生吃的應該比一般人健康吧？

我：沒有耶！醫生一忙起來也顧不得吃什麼。

病患：可是醫生不是都比較注重養生嗎？

我：……等一下！我聞到怪味道，你該不會還在抽菸、吃檳榔吧？

病患：啊！被你發現了。

我：味道這麼重，你一定吃很多檳榔。

病患：就戒不掉啊！

我：那你怎麼還在擔心塑化劑、假油？你不知道菸和檳榔比那個更恐怖嗎？

病患：唉呀，不會啦，我都吃幾十年了。

（我心想：所以你才會坐在這裡呀！）

這則故事發生在幾年前假油的食安事件時，當時恐慌的民眾紛紛來醫院詢問該怎麼吃？醫生自己又吃什麼？在媒體的渲染下，民眾一方面擔心吃到假油，一方面卻又天天菸不離手，本末倒置；等到事件的熱度過了，大家又好像忘了一樣，什麼都吃，菸也照抽，這正是台灣長期以來的社會現象。

營養健康很重要，它來自於正確的飲食習慣、觀念和確實的執行力。然而台灣的醫護人員常常因為工作忙碌而疏於照顧自己的身體（我也一樣，越來越胖了）。

我曾聽到兩位護理師說她們跟某位主任的門診，時常忙到超過中午還不能休息，而該主任只花5分鐘就吃完午餐便當、繼續看診，至於她們則是用10分鐘隨便吃點東西就算用過餐了。這些不當的飲食習慣，長期下來對健康都是有害的，而多數的民眾並不知道醫護人員原來這麼辛苦。

我希望透過這個故事讓讀者認知照顧自己身體健康及學習分辨報章媒體報導真假的重要性，如果你一邊抽菸、喝酒、嚼檳榔，卻一邊擔心假油和空氣汙染的話，你可能本末倒置了。照顧好自己的身體就能減少健保的負擔，這才是根本的解決之道！關於觀念和習慣，我們繼續看下面兩則故事！

案例5

菸比命重要？
醫生，有沒有吃了不會咳的藥？

家屬：醫生，阮尪（老公）可以抽菸嗎？

我：這應該不需要找我商量耶！這沒得商量吧？

家屬：可是他都講不聽，你可不可以幫我勸勸他？

我：（勸病患）抽不抽菸不是為了我，是為了你自己，你覺得呢？

病患：（不講話）……。

家屬：可是他得了這個病，心情很不好，覺得自己沒救了。

我：我把他的腫瘤控制得很穩定，如果會沒救應該是被香菸害的耶！而且你可以擁有很多房子，可是你只有兩個肺，應該要把它們當寶貝愛護啊！

你先戒菸、戒酒吧？
醫生，幫我多開點止咳藥和顧肝的。
咳
咳
咳

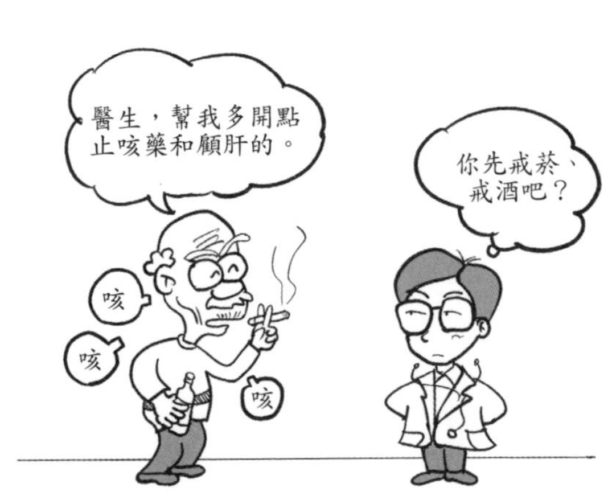

＊＊＊＊

病患終於開口了。

病患：醫生，可是我都一直咳不停，怎麼辦？

我　：那你還一直抽菸？

病患：醫生，有沒有吃了不會咳的藥？

我　：然後繼續抽菸嗎？你要不要先把菸戒了？

病患：（又故意不講話了）……。

郭醫師小教室

很多病人常常菸不離手卻要求醫生開立止咳藥，這不僅是本末倒置，還反映了台灣民眾的錯誤的觀念和習慣——過於方便和便宜的醫療，讓很多民眾不懂得珍惜，誤以為自己的健康是醫院的責任，生病用健保看醫生吃藥就好。

因此我要再次強調，把自己照顧好是自己的責任，不是醫生或醫院的喔！

案例6

有沒有更先進的？

個性、觀念和習慣比做什麼檢查或是吃什麼藥還來得重要。

家屬：醫生，我爸爸這樣子痛，有沒有更先進的檢查啊？

我　：現在的檢查已經很先進了，你爸爸的問題不在有沒有更先進的檢查，而是我每次要幫他檢查，他都拒絕；等到出狀況了，才多受這些苦，我照顧他快6年了，我知道他的個性。

家屬：他就是講不聽，脾氣又很大，唉～醫生，那麼有沒有更先進的藥？

我　：答案是一樣的，你爸爸的問題不在有沒有更先進的檢查或是藥，而是在他的個性、觀念和習慣，這個才是主要原因。

家屬：（一臉疑惑）個性？觀念？

我　：我舉個例子，假設你很有錢，買了一輛高級車，感覺很安全，對不對？可是你都不綁安全帶，又闖紅燈、酒駕，請問車子再安全有用嗎？

家屬：（點頭）懂了！

我　：個性、觀念和習慣比做什麼檢查或是吃什麼藥還來得重要。

家屬：（點頭）我懂了，謝謝醫生。

郭醫師小教室

故事中的家屬深知父親的個性很固執且易怒，原本希望在「以和為貴」的前提下找到兩全其美的策略，因而沒有向病患坦誠真正的病情，也使得病患不知道嚴重性而不願意配合醫生的檢查和治療，使得療效不如預期。

親愛的讀者，相信我，世界上不存在萬全的策略！面對疾病只有「理直氣和」，清楚說明後想辦法取得共識才是唯一解方。身體健康最重要的解方，不是吃什麼藥、看哪位名醫，而是正確的觀念和習慣，還有個性。關於這個部分，我在臨床上還常常遇到「順便」這種要求。

請繼續看下面這則故事。

案例7

醫療沒有「順便」

郭醫生，您可以「順便」幫忙看一下嗎？

這一天，鄰居來訪。

鄰居：郭醫師，我老公左邊腋下長一顆瘤，你們醫院的醫生建議他住院檢查，可以請你先幫我老公看一下嗎？

我　：你有病歷摘要嗎？

鄰居：有，在這裡，請你幫我看看。

我　：這些都不是病歷耶！只是一些收據、掛號單和檢驗單，都不是報告喔！

鄰居：這我不懂啦！可以請你幫我順便查一下嗎？我的資料都在你們醫院的檔案裡面，拜託一下。

我　：不行喔！這樣是侵犯病人隱私，電腦系統都會留下記錄，是違法的；而且醫療上不存在所謂的「順便」！

鄰居：（失望）這樣喔！那怎麼辦？

我：你去申請影印正式的病歷資料，我就可以幫你看了。

鄰居：好，我懂了，我先去申請，謝謝你。

我：我再補充一下，到醫院掛我的門診再諮詢才是正確的做法，對你我都有保障！

鄰居：（點頭）我懂了，謝謝你。

我：不客氣！

郭醫師小教室

除了我以外，相信一定有許多醫護人員都曾遇過親朋好友要求順便看一下報告、順便開一下藥的要求。

這正是上述故事要談的——醫療沒有「順便」。醫護人員在不被允許的情況下，任意查看病患的報告或病歷是違法的行為；在不了解患者病情的情況下，開立任何處方藥也是相當危險的行為，都應該被禁止。

此外，我也常常在演講結束後，遇到民眾「順便」諮詢我意見，但卻沒有攜帶任何病歷資料；只憑口說沒辦法正確掌握病情，當然也不可能提供正確的意見，一切按照規定才有保障。這點需要民眾的正確觀念與習慣才行，也請大家不要為難自己的醫護朋友囉！

案例8 天機不可洩漏

你們是不是把我當皮球踢呀？

病患：（不忿）醫生，我有一個問題，為什麼我本來是看A醫師，A醫師把我轉給B醫師，B醫師又把我轉給你，你們是不是把我當皮球踢呀？

我：你誤會了。我解釋給你聽，每個醫師負責的領域不一樣，你的狀況又比較複雜，所以我們組成一個團隊共同來處理你的狀況，是這樣的原因啦！

病患：所以不是把我當皮球踢？

我：當然不是，我們今天早上為了你還特地開會討論呢！

病患：（滿意了）特地開會喔？那怎麼好意思，拍謝啦！

我：（笑）免拍謝啦！應該的，冥冥中都註定好了。

病患：醫生，你跟我以前遇到的都不一樣。你都願意跟我說、還笑笑的。

我：因為我每天都來玩……不是啦！我每天都用快樂的心情來上班，就好像是來玩一樣啊！

病患：哈哈，說到「冥冥之中」，我跟你說，我是廟裡面的主委，我有問神明，神明說我的貴人在台中！

我　：（哇）真的喔？神明真的這樣說？

病患：（語氣肯定）真的，而且就在你們這裡。

我　：哇！這個準，讚！

病患：是啊！神明說的話是不能開玩笑的。

我　：這個我同意。

病患：而且天機不可洩漏，洩漏就沒效了！

我　：這樣啊！那我小聲跟你說……。

病患：厚！厚！你說、你說。

我　：你剛剛說神明告訴你貴人在台中……你洩漏天機了。

病患：哈哈哈，說得也是！

又是快樂的一天！

郭醫師小教室

這個故事在說明「醫療團隊」的重要性，現代的癌症醫療都是透過團隊合作的方式來共同醫療一位癌症病人，團隊裡面包含了各科的專家，經由定期開會、取得共識後，擬訂定最佳治療方計、開始進行療程。

以上述的例子來說，病患先是因血尿到家庭醫學科求診，家醫科醫師懷疑他罹患攝護腺癌而將他轉至泌尿科，經泌尿科醫師確診為攝護腺癌後，再經由團隊會議討論最終轉到我的門診同時安排治療。

很多人不知道這個經過，以為醫師將自己當成皮球踢來踢去，請讀者不要誤會！現在已經不是單打獨鬥的年代，團隊治療的結果取決於各科專家之間的默契與合作，這也需要病患的信任才能達成目標。

案例9

「聽說的」副作用

醫生，人家都說化療很恐怖，
副作用很大，是真的嗎？

早上門診看到超過中午時間，終於來到最後一位病患了。

家屬：（笑）郭醫師，早安！

我　：（笑）早安，媽媽呢？怎麼又沒來？又在使性子不來了嗎？

家屬：（愁眉苦臉）郭醫師，這次不是的，她現在在急診，狀況改變了。急診醫師說，癌細胞轉移到肝了。

我　：啊！很抱歉聽到這個壞消息。

家屬：其實我們也不意外啦！我媽媽本來就不是很配合的病人，之前腫瘤轉移到她的脖子時，我們就有心理準備了。不過你這邊的治療很有用，左邊的痛都消失了，已經不用吃止痛藥了；只是這幾天又變成右邊肝臟不舒服。

我：唉，確實不意外，這也是我之前鼓勵你們最好要做化療的原因，只有接受化療才有機會阻止轉移繼續擴大。

家屬：我們有去找過L醫師，L醫師說媽媽狀況不允許做化療。

我：那就真的沒辦法，不要勉強了。

家屬：郭醫師，人家都說化療很恐怖，副作用很大，是真的嗎？

我：確實是有副作用，但每個人的狀況各有差異，因為不同的藥物、疾病、年齡、身體狀況……，產生的結果都不相同。

家屬：我聽做過化療的病人講得好可怕，聽完就不敢鼓勵媽媽做化療了。

我：這是一種現象，我解釋給你聽。通常都是做完化療以後產生很嚴重副作用的人會到處去訴苦；反而是做完化療一點事都沒有的人會選擇沉默，不會到處去講，所以你自然聽到的都是很嚴重的，然後你就以為這些意見代表所有人了。

家屬：是「消息來源」的問題嗎？

我：沒錯！這就是你得到的消息本身證據力有多高的關係。

家屬：嗯，我理解你的意思了。就像我媽媽這次的痛被你控制住了，可是我們不會到處去跟人家講，因為不會痛了嘛，就不會想讓別人知道。

我：（點頭）對！

家屬：郭醫師，謝謝你，我知道該怎麼做了！我應該會選擇你之前說的安寧緩和治療，緩解痛苦就好，這樣對不對？那是不是要去安寧病房？

我：其實我現在給她的治療就是緩解痛苦。安寧緩和治療可以在任何時間、任何地點執行，觀念對了就好，地點不是絕對。

家屬：謝謝你，我回去跟家人商量再來找你。

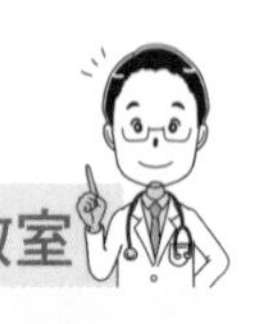

郭醫師小教室

由這則故事我們可以得知「消息來源的正確性」有多麼重要！一般社會大眾的消息來源通常都是親朋好友或是某人的親身經歷，這些消息來源並不是不正確，而是不客觀。

醫護人員的消息來源則是客觀、詳細的研究報告，除非研究本身的設計不夠客觀，否則它的可信度相對比較高！我強調醫病關係是互相的，需要雙方共同的付出。如果病患及家屬願意配合醫療團隊、醫療團隊也願意傾聽他們的心聲、用一點時間來解答他們的疑問、讓他們安心，整體結果會是正面的。

此外，這個故事還提到了「安寧緩和」的重要性，先別急，我後面會用一整個章節來談這個主題。

案例10 善意的隱瞞？

醫生，我們全家都已經決定不讓他知道比較好，你不了解我爸爸啦！

家屬：醫師，還好你剛剛沒有全部講出來，我一直在後面暗示你不要講，還好你講的都是我爸爸本來就知道的部分。

我：我剛剛沒有講其實是因為我發現他早就知道了，所以我不用再講了。

家屬：還不是A醫師多嘴，全部講光光，不然他也不會知道這麼多，只會增加痛苦而已。

我：其實我覺得A醫師選擇讓你爸爸知道實情並無不當喔！

家屬：唉唷～我們全家都已經決定不讓他知道比較好，你不了解我爸爸啦！

我：我確實不了解他，不過我可以問你一個問題嗎？

家屬：你問，沒關係。

我：如果你是病人，你希望被家人隱瞞嗎？

家屬：（沈思）……。

我：再想一下，當你終於知道家人隱瞞你時，你會對他們「善意的隱瞞」充滿感激嗎？

家屬：（激動地搖頭）不行，我沒辦法接受自己被隱瞞。

我：這就是了，沒辦法接受是正常的，所以我建議你應該適時讓他自己知道並做決定，這樣對你們、對爸爸都比較好。

家屬：你說的對啦！可是你知道我們的觀念差距有多大嗎？

我：我也了解我們和長輩想法不同，可是我們自己和下一代不也一樣有這個問題嗎？我看過的例子中，選擇隱瞞不說的家庭，彼此溝通時就好像中間隔著一道看不見的牆，心裡就會有一種不踏實的感覺，做什麼都不順。

家屬：唉～那我該怎麼辦？

我：這很難，我不敢保證每次都讓人滿意，不過有需要的話，我還是願意幫忙你們。我建議你先跟家人們討論一下，我們再一起來計劃該怎麼做會比較好。

家屬：好，我再和媽媽討論一下。

我：不急，這需要時間，我等你們的決定。

家屬：謝謝醫生。

＊＊＊＊

這個問題的答案，很簡單；但是解決的辦法，很兩難。解決這個問題，需要時間、需要耐心，還需要智慧！

我在前面「有沒有更先進的？」一文中也隱約提到隱瞞病情這件事，這個故事則討論到隱瞞病情的情緒反應。「隱瞞」本身看似解決所有問題，但其實什麼都沒解決，反而衍生出更多問題。

輔導過許多家庭的經驗告訴我，多數人會選擇對家人隱瞞病情，但是不能接受自己被隱瞞，相當矛盾。進一步分析發現，其實大部分的家屬是願意告知病情的，然而最後常因為一些理由而選擇隱瞞，例如不知道該怎麼說、不曉得說之後會發生什麼事、怕自己無法善後、擔心被其他家人責怪等。

這時我會順著家屬的話說：「我來幫你們說，但我希望家屬陪在病人旁邊，因為病人聽完我的解釋之後最需要的是家人的陪伴！有你們在旁邊陪伴、支持，他會感覺到愛的存在、覺得自己沒有被拋棄，這才是最重要的。」絕大多數的案例都可以順利完成；但倘若選擇隱瞞，以後就要用更多的藉口去補這個缺口，最後可能會加深彼此的誤解，造成彼此的遺憾。

我衷心希望這樣的遺憾不要繼續發生。

案例11 真相說出口的那一刻

說好先不讓爸媽知道的，怎麼會變這樣？

朋友很沮喪地跟我訴苦。

朋友：郭醫師，我跟你說，我公公當初被診斷攝護腺癌的時候，我們都是第一次碰到家人罹癌，很慌張地聚在一起討論該怎麼辦？不知道是第幾期，要不要讓爸爸知道病情？媽媽該怎麼辦，怕她會承受不住？

我　：嗯，這我理解，大部分人都是這樣的。後來呢？

朋友：我先生說，不然我們先聽醫師怎麼講，再研究怎麼告知爸媽比較不會那麼衝擊。

我　：我同意，這是非常好的決定啊！

朋友：唉！可是後來的情況就不是這樣子。那天下午，W醫師開完刀之後來查房，我們問醫生情況怎麼樣？其實我們想要問的是骨掃描結果如何？結果W醫師誤會了，他愣了一下之後問我們「確定要現在講嗎？」我們也愣了一下地回答「對啊」，結果W醫師就直接對我公公說：「你得的是攝護腺癌第四期！」我們聽完後就陷入了沉默，「第四期不就是末期嗎？」媽媽臉色慘白、嘴角微顫，而向來鎮定的老爸彷彿沒聽懂一般，但是我們都知道他了解事情的嚴重性。醫師說完之後就離開了，我們無助地背對老父母一陣面面相覷，說好先不讓爸媽知道的，怎麼會變這樣？

我：這確實有點突兀，其實大家都沒錯，只是彼此誤會了對方的意思，有點可惜。

****

朋友：郭醫師，那你會怎麼處理？

我：有幾個原則，首先，在正式向病人告知前，我會先向家屬解釋病情；雖然第四期是最後一期，但是我通常不會把癌症「第四期」稱為「末期」。隨著醫學的進步，不少第四期的病人還能存活很多年，所以現在的第四期不一定是末期，只有當所有的治療都失敗、疾病進展速度很快、真的沒辦法了，才會稱為末期。假如是才剛診斷、還沒試過任何藥物、病人的狀況還可以，我會再多加一句：「第四期不是末期喔！」

朋友：（點頭）原來如此。

我：接下來，在我告知病情之後，我會讓每位家屬各自表達意見、協助家屬達成共識，接著再做一件很重要的事情——讓大家在黑暗中看見亮光！就像茫茫大海中的燈塔，指引著航海人的方向，使他們心安心定，知道接下來該怎麼做。等到大家都有共識以後，再請病人到我們的面前用柔和的語氣來告訴他並且說明後續做法！

朋友：經過你的說明，我知道問題在哪裡了。

我：其實你們已經做得非常好了，只是因為沒有足夠的經驗以致於過程出乎意料之外而已，不要太放在心上。你們真的很棒！

朋友：唉，我一直在自責是不是做錯了？如果重來的話，會不會選擇不要講比較好？不過在你說明之後我知道了，謝謝郭醫師。

我：你們沒有錯，不必自責。

郭醫師小教室

這故事起因於家屬和醫師之間的誤解，家屬原本只是要問骨掃描結果來決定要怎麼跟父親說明，醫師卻誤以為家屬希望他當面告知父親病情。

「病情告知」很重要，要說它是一門藝術也不為過。不同科別的醫師有不同的方法，甚至同一個科別的醫師也有不同的做法；且會因不同的家屬和病人而有差異。好消息和壞消息的說法也不一樣，我自己的原則是：若是第一期的病人，我會在慶幸之餘提醒潛在的危險及注意事項，不能因為第一期就輕忽。若是第四期的病人，則因人生彷彿已陷入黑暗中，我就會扮演「燈塔」，散發出微弱的光線，讓他們在一片漆黑中看見希望。

雖然病人得知病情的當下可能會有情緒，這都是正常的，但隱瞞病情反而會帶來更多負面的狀況。舉例來說，如果家屬跟病人說，「醫生說你沒事啦！你會好啦！」病人有可能因此誤判、輕忽病情，不按照醫囑服藥；等到病情惡化時就會把氣發洩在醫護人員的身上，責怪醫護人員技術不好、照顧不認真，才會造成這種結果。

反過來說，讓病人知道病情就比較願意配合用藥、知曉副作用，對病情控制也有正向的幫助。接下來的故事也是關於解釋病情與療效期待的案例，我們一起來學習吧！

案例12

知道真相，才願意配合

吼～怎麼這麼麻煩啦！

門診中，病患因為腫瘤壓迫神經造成下半身癱瘓，我向病患和家屬解釋該如何照顧。

我：我剛剛這樣解釋，不曉得你們還有沒有其他問題？

太太：郭醫師，我先生的腳還要多久才會好？

我：你們要有心理準備，伯伯的腳以後可能就是現在這樣，想要趴趴走很困難。

太太：只能這樣喔？不能再更好嗎？

我：非常困難，因為到院求診時腫瘤已經壓到神經一段時間了，若是再晚個幾天，恐怕就完全癱瘓，我也無能為力了。

兒子：那麼有沒有更好的藥？不然的話，沒辦法自己走路，難道要一直住在醫院裡嗎？

我　：不是的。不能一直住在醫院裡，他已經可以出院了。

太太：可是他的腳還沒有好啊！

我　：妳必須了解伯伯最好的狀況就是現在這樣；你們需要的是趁住院這段期間，趕快開始安排回家後的長期照顧準備。

兒子：我們要做些什麼事？

我　：首先，先做好無障礙空間，房間設在一樓、不要爬樓梯、清除所有的障礙物、浴廁安裝扶手、床邊擺放簡易型廁所、病患上廁所一定要有人扶著⋯⋯。

太太：郭醫師，這不可能啦，我先生不會配合的，他都堅持要自己去、不要人扶！

病患：我就不想麻煩別人啊！

我　：阿伯，我知道你不想麻煩別人，但是萬一你跌倒骨折，害得孩子只好請假到醫院照顧你、不能賺錢養家，就更麻煩了。沒騙你，我遇到很多次這種事了。

太太：對呀，你都不替我們想想。

病患：（沉默、不滿）……。

兒子：那除了這個，我們還需要做什麼？

我　：接下來你們要考慮申請看護或外勞來分擔照顧的工作。因為白天你們要上班，照顧爸爸的工作交給媽媽太沉重了。

兒子：（點頭）還有什麼要注意的事？

我　：再來是因為要常常來回醫院，他的腳不方便上下車，因此建議你們去申請復康巴士。他們的車可以讓輪椅直接上下車……。

（講到這裡，我的話被打斷了。）

病患：（不耐煩）吼～怎麼這麼麻煩啦！

我　：阿伯，你不能嫌麻煩！你今天會變這樣就是因為嫌麻煩才拖到這麼嚴重的。你早就不舒服至少一、兩年了都拒絕看醫生，對不對？

太太：對呀，他兩年前就不舒服，就固執啊！堅持到處去買不知道是什麼的藥，愛自己當醫生，勸他看醫生就被他罵，說他沒事幹嘛看醫生，活該啦！

病患：我有去看醫生啊，怎麼會沒有？

太太：對啊，你有去看隔壁診所的醫生啊，可是人家要你趕快去大醫院，你死都不去，現在變這樣了就把責任推給別人喔？

病患：（沉默、不滿）……。

兒子：我都記住了，我會趕快按照你的建議去做安排。不過，我想知道他短時間內會不會有生命危險？

我　：（點頭）如果疾病一直都侷限在骨頭的話，暫時不會有危險。還有，你知道「安寧緩和」和「病患自主法」嗎？我這裡有資料，你先拿回去看。

兒子：謝謝郭醫師，還有沒有什麼更好的治療？

我　：其實醫療一直都在進步，活著就有希望；但是對病人來說，有時候「什麼都不做」比「什麼都做了」還好呢！

兒子：謝謝，我會趕快去安排！

＊＊＊＊

很多事情不能嫌麻煩，一開始的決定偏了，後面怎麼做都不會對了；很多事情該堅持就是要堅持，一日不堅持，可怕的後果就在眼前不遠處。

這個故事發生到現在已經過了三年，在清楚告知病情的過程中難免會有一些情緒，病患和家屬在清楚知道病情後，彼此就不存在隔閡，也願意確實按照醫師的建議執行。

我之所以會對照顧行動不便的病人有這麼多心得，也是因為我曾做過安寧緩和醫療與安寧居家照顧的緣故（後面的章節會提到）。

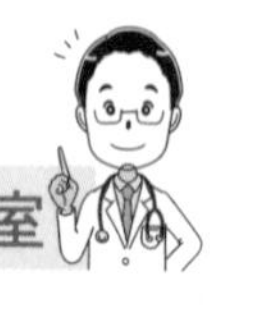

郭醫師小教室

案例中雖然病患的雙腿已經確定癱瘓無法行走，但是因為他了解自己的病情後心甘情願配合所有的安排，所以家屬照顧起來也變得比較輕鬆。最近每次回診都是有說有笑的，心情不再像當初那般的低落，這就是病情告知的優點；也應證了我前面談的「第四期是最後一期，但不必然是末期」的說法，所以當醫生宣布病情為第四期時，請不要直接下「末期沒希望」的結論喔！

案例13

與時俱進

不同專業領域的醫生有不同的理解，是很正常的！

家屬：郭醫師，你建議我們要做放射治療的部分，為什麼當時前一家醫院的外科醫生沒有建議我們這麼做？

我　：其實是因為「此一時彼一時也」。

家屬：什麼意思？

我　：也就是說，你講的當時是5年前的事情，這5年來很多醫療的觀念改變了。5年前這麼做是對的，5年後這麼做不一定錯，但是可能就是落伍了。

家屬：還有這種事喔？

我　：是啊，各行各業不都是這樣嗎？

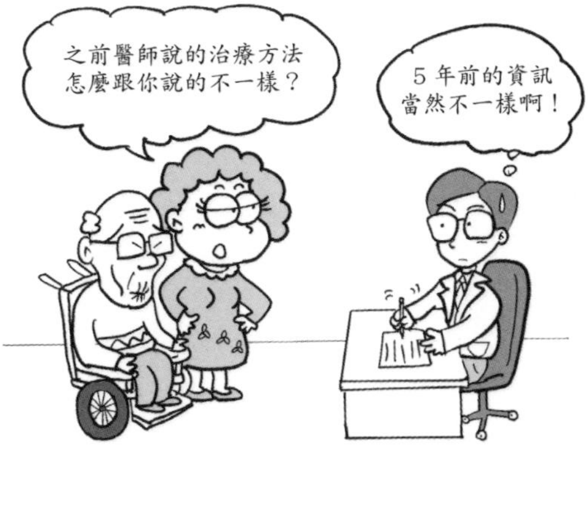

家屬：說的也對，可是還是很奇怪，你們醫生解釋的不完全一樣啊！

我　：你說得沒錯！不同專業領域的醫生因為經驗不同，結論當然不會完全一樣，這是正常的，所以我們經常需要跨團隊討論，互相吸收對方的經驗，共同成長啊！

家屬：（點頭）這樣我了解了。

我　：其實就算是同一個領域的醫生，也會因為時空背景的不同而有不一樣的經驗。

家屬：啊？時空背景？

我　：是的，有些醫生大學畢業以後就不再繼續學習了，那麼他就一直停在那個時間點，有的醫生則會不斷地讀書保持進步。我發現教科書其實是5年前甚至是10年前的知識，如果只有讀教科書，那麼他學的就等同是那個時候的知識。期刊論文會新一點，可是那也是作者幾年前就做完，只是現在發表成果而已。更有些人的志向是制定未來的準則，那麼他就一直走在研究的最前端；無奈的是，他做的事最不容易被現在的人所理解，等到10年後被肯定時，其實他已經在做下一個10年的事情了，其實很孤獨的。

家屬：但是他的貢獻很大，不是嗎？

我　：是啊，他需要很多人的支持，可惜大部分的人不是不支持，而是不懂要怎麼支持。這是宿命啊！

家屬：就像你跑去義大利開會學習嗎？

我：不對，我是去玩。

家屬：你太客氣了！

我：我跟你開玩笑啦，我知道我做不成那樣的神人，所以我就儘量用自己的辦法去接觸與了解最新的發展，和那些神人聊天就是最好的方法。

家屬：這樣我就了解了，郭醫師，我們就照你的建議去做吧！

感激不盡，也謝謝你們相信我。

去義大利其實是為了學習新的治療技術，圖為我至義大利一家醫院中學習術中放射治療。

郭醫師小教室

從這個故事當中我們可以理解，醫生的解釋內容對病人有多麼大的影響！不同科別的醫生對病情和治療方式也會依據人生經驗而有所不同，這是正常的（請參考我後面提出的「蘋果理論」），因此，現在的醫療非常依賴團隊合作的溝通與默契。可以這麼說，沒有任何一個醫生可以單獨完成所有的治療；意見不同沒有關係，經過溝通達成共識就好了！

那麼病人端呢？其實也是一樣的，每一位病人和家屬也會依據自己的人生厚度不同而對醫生的說明有不同的理解，這也是正常的！我每次都會不厭其煩的詢問，「我這樣解釋，你們了解了嗎？」「如果還有不了解的地方，可以再問沒關係。」目的就是要確保雙方的認知是一致的，這樣可以避免日後衍生出的誤會。請大家繼續看下面這個故事。

案例14 健保倒了，醫生怎麼辦？

如果健保倒了，醫師會失業嗎？

在路上巧遇某位病人家屬。

家屬：（關心）郭醫師，你們當醫生的還好嗎？

我：（疑問）我們當醫生的？還好啊，怎麼了嗎？

家屬：新聞報導說健保又要漲了，不漲的話就要倒閉。萬一健保倒了，你們不是失業了嗎？你們怎麼辦？

我：健保倒了不會造成我們失業啊，而是你們看病沒有健保的幫忙，醫療費用變高了！

家屬：（嚇一跳）啊？是這樣嗎？

我：是啊，台灣是因為健保制度的關係，醫療費用才會這麼便宜。之前就有一位台灣人在日本生病住院回不了家，累積的醫療費用超過千萬元，同樣情形在台灣健保下可能不到300萬呀！但是若沒有健保給付的話，一切回歸原本的價格，就不是這麼便宜了。

家屬：我完全搞錯了，是嗎？

我　：是啊，醫生會失業是因為大家都不生病、都很健康！如果健保倒了，大家就不會生病、不用看病的話，健保早該倒一倒了，不是嗎？

家屬：（點頭）沒錯、沒錯！

當然，我是不希望健保倒啦，這會影響很多人。若是大家都健健康康而不需要看病的話，我快快樂樂地轉行就好啦！

郭醫師小教室

我藉由這個故事強調，每一個病人對於事情的判斷會有所差異，而醫護人員能否精準看出差異所在也會影響結果。我也再次重申，習慣與觀念真的非常重要，真的有很多人以為醫生靠健保的錢在養、健保永遠不會倒、萬一倒了醫生就失業了，這真的是非常錯誤的想法。

健保資源需要大家用正確的習慣與觀念來共同珍惜，沒必要真的不要逛醫院！

接下來，我要帶入幾個非常重要的觀念，請大家好好的看！包括「倖存者偏差」、「臨床試驗」。這兩個議題有點硬，但是非常、非常重要，我會盡量說明地簡單一點。

案例15 瞎子摸象

醫生，我該不該接受化學治療？到底該怎麼辦？

病患：郭醫師，L醫師幫我手術完以後希望我接受化學治療，你的意見呢？

我：根據你的病理報告，確實是接受化學治療對你比較有利。

病患：可是我在住院的時候，看到隔壁病患就是因為打完化療以後出現嚴重的副作用，所以才住院的。我好害怕跟他一樣，可不可以只做放射治療就好？我記得手術前做的放射治療沒有什麼不舒服啊？

我：每一種治療其實都有它的目的、優點跟缺點，所以放射治療不能取代化學治療喔！

病患：可是我真的很害怕啊，很怕跟我隔壁病床的病患一樣啊，我到底該怎麼辦？

我：你說的這個其實叫做「倖存者偏差」！

病患：「倖存者偏差」？那是什麼？

我：我說一個故事給你聽，在第二次世界大戰的時候，英國空軍發現他們派出去的飛機回來時，機翼和機身上佈滿彈孔，只有機艙和引擎沒有，因此他們得出了一個結論：「只要加強機翼和機身的鋼板厚度就能提升戰場上生存的機會。」你的看法如何？

病患：聽起來很有道理呀，哪裡不對嗎？

我：聽起來很有道理，其實結論完全錯了！真正的原因是「機艙和引擎中彈的飛機早就墜毀在戰場上了，能勉強飛回來的飛機和飛行員是倖存的」。要強化性能的關鍵答案其實是墜毀在戰場上的飛機身上，而不是飛回來的飛機身上。研究人員如果根據飛回來的飛機得出錯誤的結論，那麼結果就會事與願違，這就是「倖存者偏差」。

病患：（點頭）原來如此，那跟我有什麼關係？

我：非常有關係！因為只有接受化學治療之後出現嚴重副作用的病人才需要住院，其他沒有副作用或輕微副作用的病人根本不需要住院。也因此，你在病房看到的都是嚴重到必須住院的病人，這就讓你誤判了。

病患：（點頭）原來如此，你的意思是因為我看到的都是嚴重的病人，輕微的根本不用住院，所以讓我誤以為所有接受化學治療的病人都這麼嚴重，對嗎？

我：沒錯，住院一定是有原因的，副作用輕微的病人根本不會住院，所以病患：你根本看不到，這不就是「倖存者偏差」嗎？

我　：沒錯，我看到的只是部分的情形，所以讓我有了顧慮，而郭醫師你們看過所有的病人，所以比我們客觀。

病患：就是這個意思！我不是說化學治療很安全，更不是說化學治療完全沒有副作用，我只是要強調如果你不了解「倖存者偏差」，就可能造成誤判，最後影響了你的病情。

我　：這樣我了解了，我再回去跟L醫師好好溝通，謝謝你！

病患：不客氣。

＊＊＊＊

幾個月後……

病患：郭醫師，還好你之前跟我說那個什麼、什麼飛機還是機車的偏差……

我　：是「倖存者偏差」。

病患：對啦、對啦！就是那個很繞口的偏差啦！我那時候很害怕，還好我有聽你的，你看我現在，全部療程都做完了都好好的，L醫師說我再來只要定期追蹤就可以了。真的謝謝你。

我　：我真替你感到高興，記得要定期回來追蹤哦！

病患：（笑）OK！你說甚麼都OK！

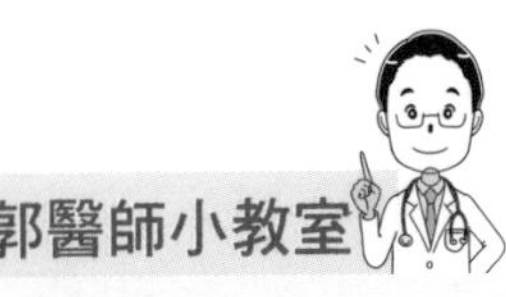

還記得我前面提到的消息來源的重要性嗎？我們常說「眼見為憑」，這句話本質上沒有錯，只是要小心它只反應了部分的事實，而不是全部的真相。我的看法是——「真相是由大大小小的事實組合而成」，就好比瞎子摸象一樣，每一個瞎子都摸到大象的一部分，每一個人感受到的都是事實，然而每一個人會根據自己的感受去詮釋他們認為的真相，就容易產生偏差。

因此，我們必須融合每個人感受到的事實、用客觀與科學的方法去探究這些實例，才能接近我們所需要的真相！不管是醫生還是病人，不管是面對自己的疾病還是自己的工作，都是一樣的，這就是「倖存者偏差」告訴我們的道理。

在醫學上，我們追求這個真相所使用的客觀與科學的方法就叫做「臨床試驗」！因此我接下來要跟大家聊聊「臨床試驗」，很多病人一聽到臨床試驗就誤以為「有免費的新藥可以用」，而且「新藥一定比舊藥更好」就不假思索地答應了！你是不是也曾遇過這個情況呢？下面我就用相對簡單的方式來跟讀者解釋一下什麼是「臨床試驗」吧！

案例16

新藥一定比舊藥好？！

什麼是臨床試驗？加入真的比較好嗎？

病患：郭醫師你看，有其他病友參加這個臨床試驗，他們說不但有免費的新藥可以用、還有錢領，這麼好的事我也要參加。你幫我看看我有沒有符合資格啊？

我：我看看，你的條件是符合資格，可是你知道什麼是臨床試驗嗎？你的病在現在的療法之下控制得不錯，實在沒有必要改變現在的療法。臨床試驗並不是像你說「有免費的新藥可以用、還有錢領」喔！臨床試驗是有一些治療藥物或是方式連醫生也不知道有沒有效，為了知道答案，所以設計了一個試驗並找符合條件的病人來驗證的意思。

病患：是這樣喔？藥不是越新越好嗎？

我：不是的，你現在用的藥雖然是老藥，但是它能存在50年以上是因為它真的有效才能存在這麼久！

病患：我一直以為藥是越新越好，原來我錯了。

我：應該說老藥與新藥都有它的價值才對。而且臨床試驗就是因為連醫生都不知道這些新藥有沒有效，所以才必須做試驗啊！確定有效就要收費了，廠商又不笨，不是嗎？

病患：（笑）你這樣講也對，我就覺得奇怪，哪有那麼好康的事，哈哈！

我：你以為中樂透了？不過，是真的有不少病患本來被認為沒救了，但是參加試驗之後奇蹟似地治好了，像美國前副總統高爾就是啊！

病患：我也看過這個報導，只是報導對於新藥和臨床試驗的說明沒有你講得那麼清楚，今天總算懂了。

我：是的，我一直是把參加臨床試驗的人當作我的老師來看待，他們是許多病人生命中的貴人，可以說是活菩薩！

病患：但是按照我的觀察，我認識的那幾個參加臨床試驗的病友真的認為他們像是中樂透了，「新藥、免費又有錢領」！

我：那你趕快去跟他們解釋，請他們回去跟主治醫師問清楚再決定要不要參加，免得期待錯誤造成無法彌補的傷害。

病患：好，我會跟他們說。那我到底適不適合參加這個臨床試驗啊？

我：你現在不用啦！

下一位。

案例17

感謝活菩薩

醫生，參加臨床試驗，不就是把我們當成「白老鼠」的意思嗎？

病患：郭醫師，H醫師說我的狀況可以參加一個臨床試驗，請問什麼是「臨床試驗」？

我　：簡單講就是有一些治療藥物或是方式連醫生也不知道有沒有效，為了知道答案，所以設計了一個試驗並找符合條件的病人來驗證的意思。

病患：連醫生也不知道有沒有效，那不就是把我們當成「白老鼠」的意思嗎？

我　：我不會把這些病人稱為「白老鼠」，我會稱他們為「活菩薩」！

病患：活菩薩？

我　：對啊！你想想看，這些病人願意用自己的病況來讓醫生尋找答案，事實上就等於是醫生的老師，這不是「活菩薩」嗎？我對這些病人一直都是很尊敬、很感激的。

病患：可是他們又不是自己心甘情願做「活菩薩」的，實在也是不得已，不我：是嗎？像我自己，如果有更好的選擇，我也不要做臨床試驗啊！確實是這樣。不過醫生也是沒有更好的辦法，才會透過臨床試驗來找更好的療法。如果成功的話，不但參加者獲得好處，其他人也可以受惠，這就是「利他主義」；反過來說，如果大家都不願意去做這件事，那就無法進步，最後沒有人受惠了。

病患：你這樣講是沒錯啦！可是萬一失敗呢？又不是保證成功。

我：所以這些臨床試驗都必須經過醫院「人體試驗委員會」審核通過以後，在確保受試者的權益之下才能執行；而且在執行過程中都必須遵守規定、定期回報；遇有預期以外的副作用時，計畫主持人必須保障受試者的權益，甚至中止整個研究。

病患：這麼複雜啊？意思是我們雖然是參加一個不知道有沒有效的試驗，但我們是被嚴格保護的，是嗎？

我：（點頭）是的，我們治療病人都必須根據證據。治療有效是證據、治療無效或是效果不佳也是證據，我們用來治療你的方式就是根據這些大大小小臨床試驗累積的證據而決定的，這些證據也是經過成千上萬個活菩薩親身試驗才被證實的。

病患：（感動）原來如此，我以前都沒想過，以為這些都是理所當然的。

我：任何寶貴的成果都不是理所當然的，都是經過許多人的奉獻與努力才得到的。所以我們除了要感謝過去付出的人之外，更要在他們成功打下的基礎下繼續努力才行！

病患：（點頭）沒錯，這樣我懂了！

我　：就是因為我們尊重病人的權益與生命的價值，所以我們執行任何醫療行為都必須有所本，這個本就是強而有力的「實證醫學」。很多市面上在販售號稱可以治癌的食品，其實都沒有經過嚴格的「臨床試驗」，更不可能會有嚴謹的「證據」，可是卻被包裝成比藥還貴的產品。你務必要小心！

病患：（點頭）了解，我會小心。那我接下來要怎麼做？

我　：接下來不論你參不參加這個臨床試驗，都要把H醫師給你的試驗計畫書詳細看完，有任何不清楚的地方都要問清楚再做決定。

病患：好，這樣我懂了！不過，郭醫師，我要糾正你，實驗用的白老鼠也是活菩薩喔！

我　：啊！你說得對，謝謝你的糾正。

郭醫師小教室

我相信大家在看了上面兩則故事之後，應該對於我們為什麼要進行臨床試驗有了初步的認識。但我必須強調，這兩則故事只是讓大家稍微了解一下實證醫的重要性以及如何面對臨床試驗而已，真正的臨床試驗還不只如此。

接下來，我要用一個比較輕鬆的故事來做一個總結，希望大家在看完了上面的故事之後都能了解正確的觀念與習慣非常非常的重要，也期盼大家都能為自己和家人做對決定喔！

案例18

真的需「藥」嗎？

醫師，講這麼多，你到底要不要給我止痛藥啦？

病患：郭醫師，你等一下不要忘記開那個口服的止痛藥給我哦！

我　：咦？我不是已經幫你改成貼片了嗎？貼片的比較簡單，效果也比較好，不是嗎？

病患：是沒錯啦，可是我要這個止痛藥不是因為我的病，是因為被我兒子氣到頭很痛要用的啦！

我　：啊？他怎麼了？他做了什麼事讓你氣到頭很痛？調皮搗蛋嗎？

病患：不是啦，是他都不寫功課，叫他寫ㄅㄆㄇ他不寫、ＡＢＣ也不要，我就很生氣啊！

我　：那他現在讀幾年級？

病患：（大聲）幼兒園中班啊！已經中班了耶！還不寫功課，你說氣不氣人？

我：啊？才中班而已，為什麼要他寫這些功課？

病患：他的同學都會了，而且老師都打電話到家裡來了！

我：我跟你分享我的經驗，我兒子讀幼兒園的時候也有功課，但是我們都沒讓他們寫，小孩上國小前也不太會ㄅㄆㄇ、ＡＢＣ。結果，小一開學一個月，就全部會啦！那幼兒園幹嘛逼他學這個呢？

病患：不到一個月？

我：是啊，幼兒園先教沒有比較好，真的啦！

病患：既然你都說沒騙我了，我就相信你。可是不做功課，那要做什麼？

我：看他喜歡做什麼，他喜不喜歡美勞？喜歡的話就讓他去做美勞啊！

病患：美勞不行啦，太恐怖了！

我：恐怖？又怎麼了？喜歡美勞有什麼問題？

病患：他喜歡剪紙，可是他剪的是課本！把課本全部剪爛掉，這樣恐不恐怖？

我：為什麼他要剪課本？

病患：他就喜歡啊！他可以一個人坐在角落靜靜的剪……剪……剪，只有這時候不吵不鬧！

我：那他怎麼會有這個喜好呢？

病患：因為一開始課本是我給他的。

我：原來是你！你怎麼可以這麼做？

病患：因為我發現他只有這樣才會安靜下來，而且我給他的是舊課本，沒想到他剪上癮，連新課本也剪了。

我　：（兩手一攤）我幫不了你了。

病患：郭醫師，講這麼多，你到底要不要給我止痛藥啦？

我　：我剛剛說了，你不要叫他寫功課，你的頭就不會痛了，幹嘛吃藥？

病患：對吼！

下一位。

郭醫師小教室

最後這則故事中的病患很可愛，當他模仿兒子「坐在角落靜靜的剪……剪……剪」的動作時，我幾乎都快要跟著笑了出來。那麼，這則故事是要傳達什麼呢？我想要告訴大家其實很多時候根本不用吃藥，但是很多病人普遍認為進到醫院一定要開藥，不然就白來了；也有人認為既然沒有開藥，那就連掛號費都不想繳，甚至會因為醫生沒開藥給他而跟醫生吵架或是在臉書上開罵！這些觀念都是大錯特錯的！

我要在此強調醫生診療的價值絕對不是只有開藥而已！醫生真正的價值在於他的專業與經驗判斷，開藥只是這些專業判斷後所產生的結果而已。假如能養成正確的習慣和觀念，很多藥真的不必吃；但是如果經過醫師診療後必須吃的藥也請務必不能隨便亂停藥或是減量喔！

CHAPTER 2

醫病溝通——接通醫病心頭頻道

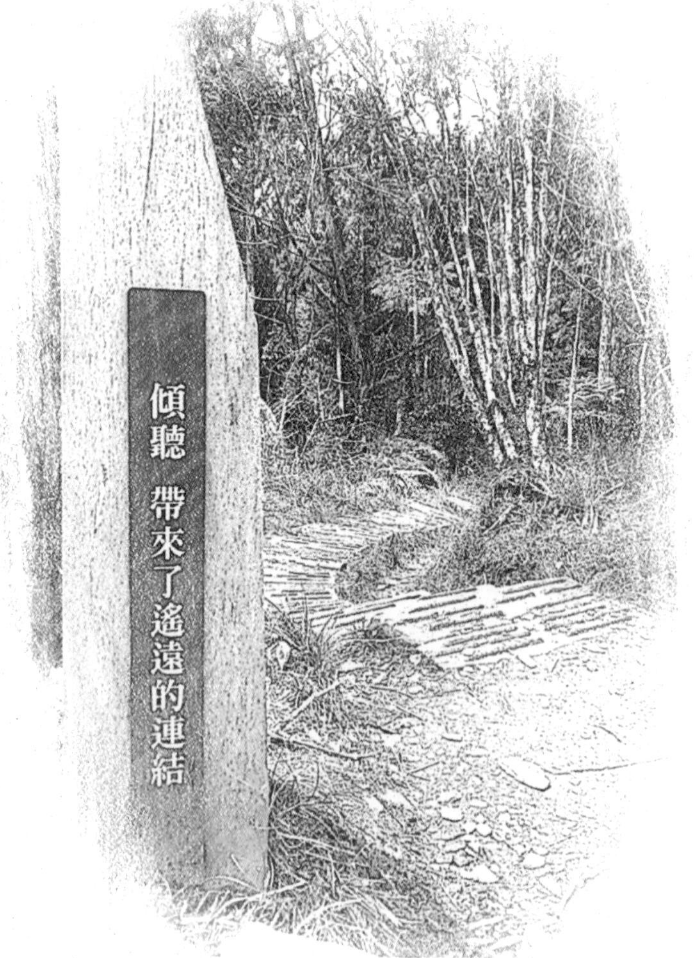

（攝影／郭于誠）

學生時期，老師經常對我們耳提面命「醫病溝通很重要，一定要注意」，我們點點頭、似懂又非懂；現在換我當老師，我同樣對學生說「醫病溝通很重要」，接著就看到當年那個懵懵懂懂的表情。

在第一篇「醫病的迷思與反思」中可以發現，醫病雙方對於疾病與治療方式存有認知差異，醫病溝通的目的就是拉近彼此的距離；但現實生活中，雖然雙方使用的是同一種語言，溝通卻仍是困難重重、衝突不斷。

認知差異不在於語言及故意欺瞞，而是雙方的生活經驗不同所致。不同的人生經歷造就不同的人生厚度，醫生也一樣。在本篇中我將藉由自己行醫的四個階段來描述自己如何從「怎麼溝都不通」的失敗中慢慢找出癥結，到能化解可能的醫病衝突、做到雙贏！

因為故事具連貫性，我希望讀者從頭到尾讀完，感受我的理解與遺憾。

（編註：病患家屬、病患兒子、病患太太於本書中標示為家屬、兒子、太太。郭醫師於本書中標示為我。）

案例19

已經一百年了

我照顧這位病患兩年了，但她為了不讓媽媽擔心而選擇隱瞞……。

家屬：郭醫師，我女兒現在怎麼樣了？

我　：妳女兒兩年前被確診為惡性黑色素瘤，這是一種很不好治療的疾病，不過在我們的努力下，她的病控制了兩年沒有復發，可是現在轉移到腦部了。

家屬：我這個傻女兒都沒告訴我，她都自己一個人來醫院，我這兩年來完全不知道，等到接到醫院通知時才知道原來她的病已經這麼嚴重了！

我　：這兩年來我好幾次勸她告訴妳，希望她帶妳來找我談，她都拒絕。她說媽媽年紀大了，不想讓妳擔心。

家屬：我真的完全不知道，醫生，有沒有更好的藥？健保沒有給付沒關係，自費也沒關係，請問有更好的藥嗎？

我：其實這兩年來我們醫院給她的藥就是妳說的「更好的藥」，所以也才能幫她多爭取這兩年的時間。現在這些藥已經失效了，我們團隊的醫生才會建議她針對腦部轉移的腫瘤接受放射治療……

家屬：啥？用放射線照射腦？聽起來很恐怖！那她接受放射治療以後，腦部轉移就會好嗎？

我：可能沒辦法，腫瘤太大、太多顆，我們治療的目的主要是緩解轉移造成的不舒服症狀。

家屬：這樣有什麼用？放射線不是很危險嗎？醫生，你有經驗嗎？

（我因為被質疑而有點不高興了。）

我：這位媽媽，我跟妳說，放射線治療已經有一百年以上的歷史了，如果這個治療不安全，不可能存在這麼久的時間！而且妳女兒之前也做過這個治療，當時的治療很成功，如今她的病情惡化和當時的放射治療無關。如果妳這麼害怕，可以選擇不要做沒關係，你們考慮一下！

＊＊＊＊

我照顧這位病人兩年了，自問已經很努力、很盡責，但病人為了不讓媽媽擔心而選擇隱瞞，等媽媽知道病情時已經很嚴重了，對媽媽而言一切才剛開始。

郭醫師小教室

這個故事發生在我剛當上主治醫師、自以為什麼都懂，卻很青澀的時期，儘管當時我認為自己的每一句話都沒錯、合情理，顯然與家屬內心的期待有很大的落差。過沒幾天，護理師就告知，病人轉院了，從此再沒有她們的消息。雖然事隔多年，如今回想起來，我心中還是留有遺憾。

故事中，病患說了什麼？醫生的理解是什麼？同樣的道理，醫生說了什麼？病患的理解又是什麼？請想一想，如果你是我，會怎麼回答？如果你是病患家屬，又會怎麼問？思考之後，接著看下面的故事。

醫學教室

「惡性黑色素瘤」（malignant melanoma）是一種從黑色素細胞發展而來的癌症，屬於皮膚癌中罕見的癌症，惡性度大、容易轉移、致死率高，從發現到死亡可能只有數個月。

惡性黑色素瘤的外觀和痣很像，可以出現在身體任何部位，如臉部、脖子、軀幹和四肢等。台灣較常發生於手掌、腳掌、手指、腳趾或指（趾）甲下方，也可能出現在眼睛、口腔、胃腸道、呼吸道和泌尿生殖器官等罕見部位。

有時黑色素瘤是由痣轉變而來，除了定期健康檢查外，如果發現自己的痣出現快速增大、顏色迅速加深、出血或潰瘍、局部感到痛癢或灼熱感，或是周圍出現黑色點狀病灶、淋巴結腫大等轉變時，務必提高警覺、建議及時就醫，以免延誤治療時機。

案例20

醫生，你盡力了！

醫生又不是神，我們只要一起盡力做好自己的本分就好……

家屬：郭醫生，我爸爸最新的電腦斷層報告怎麼說？

我　：等一下，我看看喔……。

（當我仔細看片子的時候，發現雖然接受治療的腫瘤明顯變小了，可是病患的肝臟右葉長了一顆大約3公分的新腫瘤，我接著調閱3個月前的電腦斷層影像。慘了！當時就有了！雖然不到1公分，還未達到臨床上確診的定義，但是有就是有，騙不了人，怎麼辦？我該如何告知家屬這個壞消息？家屬會不會認為我有醫療過失？我會不會被告？許多不安和心虛的念頭在心中纏繞著，但是過沒多久就被家屬的提問打斷了……。）

家屬：郭醫生，那個電腦斷層報告怎麼樣？我爸爸的病情還好嗎？

我：（硬著頭皮，豁出去了）我有好消息，也有不好的消息要跟你說；好消息是我們之前治療的地方很穩定。

家屬：謝謝郭醫生，那不好的消息呢？

我：（沮喪）不好的消息就是肝臟右葉長了一顆大約3公分的新腫瘤，我調閱3個月前的電腦斷層影像發現當時就有了，雖然不到1公分，還未達到臨床上確診的定義，但是現在變大了。我很抱歉，3個月前我沒告訴你們。

家屬：（家屬拍拍我的肩膀）郭醫生，這不能怪你，我爸爸的病如果沒有你的幫忙，根本不可能多活這3年。你已經很盡力了，每次回診，你都花這麼多時間解釋每一張片子，我們怎麼會怪你呢？

我：（疑？沒怪我？）可是我3個月前沒注意到這個腫瘤可能會變大，我應該要注意到的。

家屬：哎呀！3個月前那個腫瘤那麼小，醫生又不是神，怎麼可能預測這種事？郭醫師別難過了，我們只要一起盡力做好自己的本分就好，神的事就交給神。我替我爸爸再次謝謝你，你是我們全家的恩人！

我：（反而有一點不好意思了）謝謝你給我的肯定，只不過你剛剛講的那些話以前都是醫生講給病人聽的，沒想到現在反過來了。

家屬：哈哈哈，沒事啦！郭醫生，那麼請問，接下來我爸爸該怎麼辦？

我　：你爸爸雖然有新的腫瘤，可是整體狀況還不錯，如果還想治療，我會幫忙轉介到L醫師那，請他用化療或標靶治療；如果你們覺得爸爸已經90多歲了，不想他再受苦，那也可以接受支持療法或是安寧緩和都可以。

家屬：（沉思）嗯……。

我　：你不用急著做決定，可以回去跟家人討論；或是我們約一個時間，把所有的家人找來開家庭會議，再一起做決定，你覺得如何？

家屬：這樣好，我先跟家人溝通，再跟你說，郭醫生再見！

＊＊＊＊

這次，我又上了寶貴的一課了。

郭醫師小教室

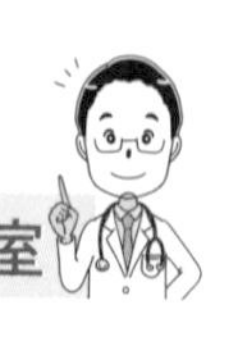

這個故事要談的是「同理」！這裡先提一下「防禦性醫療」，它是指醫療人員的治療並非為了病人的最大利益，而是為了減少醫療風險、保護自我、避免被病人責難甚至被告而產生的醫療行為。

雖然我認為最好的防禦措施是——醫生把病患當成自己人照顧、確實盡力為其設想。但事實上，要做到這點非常困難，因為不只要把注意力放在病情上，還得觀察病患與家屬間的情緒、互動，沒有一套公式適用在所有的案例上。

雪上加霜的是，每一位醫生必須同時照顧許多病患，要兼顧理想並不容易。從這個故事中，我提供自己的經驗讓讀者雙面思考——病患與醫生兩者思考時的相似及相異處為何？彼此如何互相同理而達到相輔相成的效果？我想闡述的是，「同理」不只是醫護人員要同理病患與家屬，病患與家屬也要同理醫護人員，才能真正發揮「同理」的力量。

經由這上述的思考，想必讀者對於雙方的內心思維有了比較深刻的認識，不要讓這種感覺消失，我們接著看下一個故事。

案例21

進補別瞎補！

我昨天開始沒喝了……

病患：醫生，我才50幾歲，為什麼會這麼嚴重？

我：真的很少見。我問你，你有沒有喝壯陽藥酒？

病患：（大聲）沒有哇！我沒有喝酒啊！

我：那我這樣問好了，你有沒有喝壯陽藥？

病患：（小聲）有喝啦……

我：喝了多久？

病患：20幾年。

我：這樣子算起來，你20幾歲就開始喝壯陽藥酒了？

病患：（大聲）那不是藥酒啦！

我：好，我更正一下，你20幾歲就開始喝壯陽藥了，對不對？

（病患微微點頭。）

我　：你的疾病會一診斷就這麼嚴重，有可能就是這個原因造成的。我再問你，現在還在喝嗎？

病患：（大聲）現在沒有了啦！

我　：什麼時候開始不喝的？

病患：（沉默）……

我　：你要告訴我，你什麼時候開始不喝壯陽藥的？

病患：（小聲）昨天開始。

我　：意思就是還在喝，對吧？

（病患微微點頭。）

我　：你不能再喝囉！

病患：又不是我的錯，之前又沒人跟我說這個不能喝，也沒人跟我說喝了會變這樣。

我　：（嘆氣）那我再問你，你知道裡面的成分是什麼嗎？

病患：（搖頭）……。

我　：那就對啦！你自己都不知道那是什麼還喝了那麼多年，怎麼能怪別人呢？

病患：（沉默）……。

彼此的對話，好像在剝洋蔥，一層又一層……偶爾還會嗆人。

郭醫師小教室

故事中的病患從二十幾歲後就天天倚靠所謂的「壯陽藥」補充體力，長期下來在體內累積了大量的男性荷爾蒙，使得他比一般男性更早罹病。最好的方法除了給予抑制藥物外，還必需要求不飲用「壯陽藥」，才能確實發揮效果。

雖然到了現在，我還是搞不清楚「壯陽藥酒」和「壯陽藥」到底有什麼差別，但至少我注意到病患真正關心的重點了。這就是所謂的「知己知彼」，運用同理才能了解病患內心的想法、掌握關鍵線索、找出問題的答案，並避免後續治療出現預期之外的情況發生。

醫學教室

攝護腺癌合併全身多處骨頭轉移，通常好發於老年人身上，與男性荷爾蒙有強烈關聯。因此臨床上會採抑制男性荷爾蒙的治療法，使攝護腺癌失去男性荷爾蒙的刺激而慢慢縮小，直到抑制的藥物失效為止。

案例22
不補不放心
不知道的藥你也給她吃哦？

（第一次門診）

家屬：醫生，我要不要幫我爸爸補什麼補品？

我　：不用特別補什食物耶！他這個病是攝護腺癌，目前診斷為第二期，他已經85歲了，因此不需要像其他癌症那麼害怕喔！

家屬：可是醫生，真的不補身體行嗎？像我家女兒今年考大學，她最後幾個月在XX補習班（很有名），老師每天都給她吃藥丸補身體，所以她才能考那麼好啊！現在已經在香港唸大學了。

我　：（訝異）吃藥丸？補習班給的？

家屬：是啊！說可以提升短期記憶力和體力，考大學都需要補身體了，我爸爸這是癌症耶！不補身體真的可以嗎？

我　：那你知道補習班給你女兒吃的是什麼藥嗎？

家屬：我不知道，好像是維他命還是XXX那種的。

我　：不知道的藥你也給她吃哦？

家屬：又不是只有這家補習班這樣，很多都這樣啊！

（我更驚訝了！）

＊＊＊＊

（第二次門診）

家屬：醫生，我爸真的不用補身體嗎？

我　：他真的不用特別補什麼補品，再說他的肝功能不是不太好嗎？上次無緣無故黃疸超過標準值，到現在還找不出原因，再亂吃補品，他的肝會越差耶！

家屬：也對啦！不然請問我爸有什麼不能吃的？

我　：這是個好問題，你爸爸是攝護腺的病，壯陽藥一定不要吃，裡面都含有荷爾蒙……

（荷爾蒙？這時我的腦袋突然靈光一閃！）

我　：（對著病患說）阿伯，該不會你有在買不知道是什麼成份的藥吃吧？

病患：（大聲）沒有啦！那屋（台語：哪有）？

我　：還說沒有，你都自己偷偷喝解蛇毒的藥酒。

病患：（大聲）那是酒好不好，那不是藥啦！

我　：（中樂透了）阿伯，我不懂，麻煩你解釋一下，為什麼你要喝解蛇毒的藥酒？你常被蛇咬嗎？

病患：不是啦！我身體癢的時候，喝一點點就不會癢了，那又不是藥……

家屬：醫生你看啦，怎麼跟他講都沒用！

我　：阿伯，你現在老實跟我說，你喝多久了？

病患：現在沒有在喝了啦！

我　：不是，我是問你喝多久了？什麼時候開始沒喝了？

家屬：開始治療前一天都還在喝啦！

病患：那是最後一次啊（很大聲），後來就沒有了（變小小聲）……。

我　：意思是你喝了幾十年，然後在治療開始前一天才沒有喝，對不對？

病患：（不服氣）對啦！

家屬：（一邊搖頭、一邊嘆氣。）

＊＊＊＊

正確答案從來不在書本裡，而是在打屁聊天中！

郭醫師小教室

您看出端倪了嗎？有了同理後就能得到信任、保持良好的溝通關係——病患及家屬就會將所有事情向醫師坦白，不論跟病情是否相關。但故事第一則中的補習班會提供成份不明的藥丸還是讓人驚訝，雖然不知道有沒有效，但相信應該無害？！然而不管是藥丸或補品，還是應弄清楚成份、功效和可能的副作用再服用，這是醫師善意的提醒。

第二則裡，病患堅持自己喝的不是藥而是酒，看似矛盾的對話也反應了本質上的問題——不補不放心，但又不知道到底在補什麼？可以見得醫病迷思再再影響醫病溝通的結果，解決的方式就是換位思考——用同理來改善彼此的溝通模式、找出問題的根本並鞏固雙方的信任關係。

讀者也可以嘗試扮演醫生、病患或是家屬，練習站在不同的角度，思考每個角色的立場。再次強調，同理是雙向的，不僅醫生要同理病人、病人也要能同理醫生；不斷思考彼此的異同，才能縮小彼此的差異、提高共識。

總結 同理的力量

先做個簡單的總結，在「已經一百年了」中，我認為自己已經盡力照顧病患，但卻被家屬的一句「醫生，你有經驗嗎？」激怒，而跟著說出氣話，最終導致雙方不歡而散。

重新審視這個故事，關鍵在於我第一時間沒有聽出、解說病患或家屬關心的重點，才導致後續的無效對話，即我的同理還不夠。

同樣的，家屬對醫師也不夠同理，不過我也理解，多數家屬在剛得知病情時多處於驚嚇與不知所措的情緒，要做到同理醫護人員相當困難。

無論如何，建議病患及家屬在與醫師溝通時，應儘量避免質疑醫療人員的專業與能力，無論是有意或無意，否則只會破壞彼此的信任而已。

到了「醫生，你盡力了！」我雖然有了臨床經驗，但仍不免站在自己的角度，無法確實掌握病患及家屬關注的重點，直到我硬著頭皮、放下身段，才真正理解「盡力做好自己的本分」的道理，也做到了病患和家屬想要的「同理」。

然而，我再次驚覺每個人對「盡力」的認知不同，醫生雖認為自己已經「盡力」，但病患與家屬卻不這麼認為，究竟什麼時候可以說「我盡力了」？

我曾看過的一段話正好用來回答這個問題：「所謂的『順其自然』是用盡全力之後的不強求，而不是兩手一攤的無作為。」之後，當我每次認為自己已經盡力的時候，就會再多問一句，「我真的盡力了嗎」？或許在專業醫療上有沒有更好治療方法，但在解釋病情、悲傷輔導、營養或心理支持方面，是否還有可以改善的空間？經由認真的思考，假如還是有空間，就是有可以進步的地方。

當醫師的「盡力」可以讓病患與家屬產生同理、有感時，代表真的是盡力了，同時也會收獲病患與家屬回饋的同理。到了第二階段，我大致上可以試著站在病患與家屬的角度來進行更全面的思考。

了解總結的概念後，可以開始感受什麼是第三階段的力量！請繼續閱讀下面的故事……。

案例23

釐清背後的意義

如果可以的話，我希望受苦的人是我不是他……。

家屬：郭醫師，我兒子現在怎麼樣了？

我　：初次見面！妳兒子的腫瘤轉移到腦部，F醫師請我幫他做腦部放射治療，緩解他的頭痛和暈眩。

家屬：我這個笨兒子自己一個人在這裡工作，有事都不跟我們說，昨天醫院通知我們，我跟他爸爸才趕緊過來，F醫師卻跟我們說我兒子已經末期了！

我　：是的，真的很遺憾告訴你們這樣的壞消息。

家屬：沒關係。郭醫師，我想問你幾個問題，朋友說放射治療很恐怖，皮膚會燒焦、嘴巴會潰爛、眼睛會看不到、耳朵會重聽，都勸我們不要做放射治療，是真的嗎？我們聽了很害怕。

我：在回答妳的問題前，我先問妳一個問題，妳是不是很不甘心？

家屬：（愣住）……。

我：妳是不是在為這幾年都不知道兒子的狀況、為了沒有陪在他身邊照顧他而感到心痛和自責？

家屬：（點頭、聲音顫抖）如果可以的話，我希望受苦的人是我不是他……我不知道這個傻兒子這幾年到底是怎麼過的，我沒辦法想下去，這幾天我一直在自責我這個媽是怎麼當的？如果我可以早一點知道的話，結果會不會不一樣？

我：我充分理解妳的心情，如果換成我是妳，我應該也會這樣責備自己。不過呢，我想跟妳一起轉換一下角色，如果妳是他，妳會不會也做一樣的選擇，不想讓他擔心，所以不告訴他？

家屬：（流淚）對，我應該也會做一樣的決定。

我：這就是了！

家屬：我現在不知道該怎麼辦？

我：交給我們，我們是來幫助他的。你們跟我們一起盡力來幫助他，好不好？

家屬：好，拜託你們救救我兒子！

我：我們一定會盡力，妳和妳先生也要保重身體，好嗎？

家屬：（點頭）謝謝醫生……。

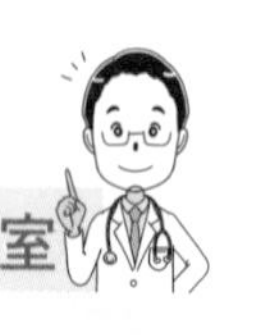

郭醫師小教室

親愛的讀者，您看出我的轉變了嗎？在第三階段裡，我不僅會聆聽，還會運用同理與換位思考——聽出家屬不是在質疑醫療處置是否恰當，而是在無聲的求救——內心在嘶喊著：「有誰可以來幫幫我？我快受不了了！」

一旦「聽」出求救訊號，就可以撥開重重迷霧，使各種認知落差瞬間消失地無影無蹤，這時候大家才能靜下心討論與處理問題並同理彼此。

醫生說的每一句話、做的每一個決定對病人與家屬都很重要！很多決定本身就很困難，要做出正確的決定需要很大的勇氣與智慧。當然，現在的我也並非每次都能聽出來，但是我努力學習看透每一句話背後所代表的意義，因為事實往往與我們看到、聽到的不一樣。問題能否圓滿地解決？取決於能不能聽到或看到那個背後的意義！這需要同理心的力量。

如果你也可以了解背後的意義了，我們接著看下面這個故事，看看如何來運用這個力量。

案例24

終於會笑了！原來是我自己的問題……。

病患：郭醫師，我很不甘願，我的家人和朋友得到跟我一樣的病，可是為什麼他們都是早期，我卻是晚期。我又沒有做什麼壞事，為什麼我的運氣就這麼不好？

我　：你可以告訴我，他們是怎麼發現的嗎？

病患：他們是健康檢查發現的啊！

我　：那你自己呢？

病患：我是因為腰一直很痠痛，看了很多診所、也拿了很多止痛藥都沒效，後來才被發現是攝護腺癌轉移到骨頭。我怎麼樣也沒想到腰痛跟攝護腺會有關係。

我　：其實你剛剛的說明當中已經回答了你的問題。

病患：什麼意思？我不懂？

第三階段：撥開重重的迷霧

我：你說你的家人和朋友是健康檢查發現的，而你卻是有症狀才檢查發現的，這就是關鍵了。

病患：這有哪裡不一樣？

我：健康檢查指的是「都還沒有什麼症狀就定期做的檢查」。因為還沒有什麼症狀，因此發現的癌症大多是早期，屬於可以被治癒的階段；有症狀才去做檢查通常表示癌症在體內已有一段時間、已經不是初期了，因此比較棘手。你有定期做健康檢查的習慣嗎？

病患：（搖頭）從來沒有！因為我沒有感覺到什麼不舒服，健保卡根本沒用過啊！怎麼會知道平常都沒事，一有事就這麼大條（嚴重）？

我：所以你們的差別不是運氣的關係，而是習慣和觀念的差異！

病患：（懂了）唉！原來是我自己的問題……。

我：別難過，我要跟你講的不是比較誰的運氣比較差，我手邊一堆例子比你還嚴重。

病患：真的？我還不是最嚴重的？

我：是啊，你身邊的例子太少了，我天天都在看病患，看得比你多。不過我要講的不是這個，而是後面兩件事！

病患：什麼事？

我：第一，這個不能比較。你就是你、他就是他，他治療成功的方法不代表你用了也會有效；他治療期間有副作用也不代表你就會一樣，別自己嚇自己。

病患：那你們醫生怎麼幫病患決定治療方法？

我　：我們有制定參考準則作為依據，不過還是要根據個案做某些調整以及應變機制啊！

病患：（點頭）原來是這樣……那第二件事呢？

我　：第二件事就是雖然你一診斷就轉移了，但是不要太悲觀，因為現在醫療技術和藥物都突飛猛進，每一年都有新的藥物或技術出現。癌症也許還不能全部治癒，但是也逐漸變成慢性病了。

病患：這樣真是太好了。

我　：真的是這樣。你只要好好配合醫生，不要又聽了誰的意見去亂決定買什麼號稱有效的抗癌食品而耽誤病情就好！習慣和觀念最重要，這樣清楚了嗎？

病患：我知道了。

＊＊＊＊

終於會笑了！

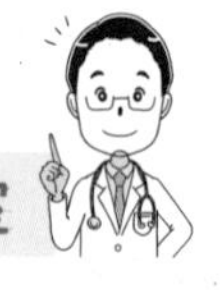

郭醫師小教室

到這個案例我已經能運用前面所提到的各種觀念，並聽出表像背後的聲音，於是能很快掌握到病患真正關心的問題與重點，降低彼此認知落差所造成的衝突。

但更重要的是，我可以進一步用同理的力量來鼓勵病患，就好像是在黑夜當中看到一盞微弱的亮光。這盞亮光對他們非常重要，「終於會笑了」就是這股力量最好的詮釋。能讓癌症的病患笑就是最好的回饋！但怎麼做，可以更好呢？

請繼續讀下去！

案例25 是承擔，不是賭博

我有九成的把握、一成的不確定性……。

我：我剛剛這樣解釋，不曉得你有沒有問題？還有哪裡需要進一步說明呢？

病患：（搖頭）沒有了，很清楚了，謝謝。

家屬：醫師，我有疑問。

我：請說。

家屬：你剛剛說的我都懂，可是你最後又說「不能保證」一定成功，不就等於拿病人的生命來做實驗嗎？

我：你問得很好，這的確很重要。醫療確實有很多不確定因素存在，尤其是疾病越嚴重，不確定因素就越大，這不可避免。

家屬：醫師，照你這樣說，那跟賭博有什麼不同？

我：差別很大！我不會說這是「賭博」，我會說這是一種「承擔」！

家屬：承擔？

我　：對！「承擔」是我有九成的把握、一成的不確定性，但是不做又不行，所以你們和我「共同承擔」那一成的不確定；反之，若是有一成的把握、九成的不確定性，那才叫「賭博」，醫療會儘量避免做這種治療，除非不得已。

家屬：就像樂透一樣嗎？連一成把握都沒有？

我　：沒錯，那叫做「碰運氣」，其實賭博應該也是碰運氣的一種，我們不鼓勵「碰運氣」的醫療行為。

家屬：懂了，就算再有把握的治療也還是要共同去承擔那個不確定，對不對？

我　：（笑）給你100分！

郭醫師小教室

到了第四階段，我和病患及家屬之間，幾乎已經不存在認知落差的疑問，像是如何具備同理心、用什麼藥比較好，甚至要去哪家醫院了！有時候，一個能溫暖病患或是家屬的談話，遠勝過各種先進的藥物與設備、甚至還能化危機為轉機呢！

案例26

招術因人而異
一顆藥都沒開，下一位！

病患：郭醫師，你可不可以開一些安眠藥給我吃？

我：是可以，但你有需要嗎？

病患：是沒有一定要啦！可是怕睡不著……還是說，你有沒有什麼好辦法？

我：好辦法啊……上次有個病人跟我說，他睡不著的時候就看《六法全書》，保證看兩頁就呼呼大睡！

病患：哈哈哈！這個辦法不錯。

我：可是我昨天跟另一個病人推薦這個辦法卻被說沒效！

病患：怎麼會沒效？

我：他說他是律師，看《六法全書》反而讓他戰鬥力都來了。

病患：所以不同人要用不同的方式啊。哈哈，我看我還是不要拿好了，我試試看。

我：OK，祝你成功！

一顆藥都沒開，下一位！

案例27

讓悲傷過去

人沒辦法預知未來，只能做好所有的準備、以不變應萬變，才不會後悔莫及。

我：妳先生的腫瘤確實如其他醫生說的一樣，很大，不適合手術了。現在比較適合的方式是「同步化學放射治療」，然後再看看是否適合加上標靶治療或是免疫治療，不過後面這兩種治療方式沒有健保給付，而且沒有足夠的臨床證據證明比較好，所以如果你們真的想接受這兩個治療，就要跟血液腫瘤科的H醫師溝通好。

家屬：醫生，為什麼才剛發現就這麼嚴重？我先生的健康之前都好好的。

病患：我真的沒辦法接受，就好像上天都沒給我機會，直接就判了我死刑一樣！

家屬：醫生，我先生是個好人、好丈夫、好爸爸，他過去努力拼命工作養家，為了工作幾乎不曾放假。他是一個很有責任感的人，女兒剛考上大學……。

病患： 是啊！本來就想說：「女兒終於上大學了，終於可以好好過自己想過的日子，不用再為事業這麼拼死拼活了。」哪裡會知道一發現身體不舒服就已經這麼嚴重，連一點機會都不給我。

我　： 依我過去的經驗，這個病絕對不是突然間就這麼嚴重的，一定是有初期的症狀，但被你忽略了，以為只是工作太勞累而已。它可能存在你身體裡面超過一年以上了。

病患： 你這樣分析的確是有道理啦！這一年來我很容易累，體重也減輕許多，連我的客戶都覺得我變瘦了，他們還以為我的身體越來越健康了呢！根本不知道這就是身體出問題了。

我　： 你有定期做健康檢查的習慣嗎？

家屬： 沒有，從來沒有！我有叫他去做健康檢查，他都說工作太忙，等有空再去。他是一個連放假都覺得奢侈的人，只知道工作賺錢，根本閒不下來。

病患： 我真的沒有感覺到不舒服，健保卡一格也沒蓋過，幹嘛去做什麼健康檢查？再說，如果我不努力工作，你們怎麼有好日子過？我也是為了你們啊！

我　：兩位先停一下、別吵架，先聽我說。首先，聽你太太的描述，我肯定你是一位不可多得的好丈夫、好爸爸，願意為了家人奉獻自己，很令人感動。可是，我看過不少病人跟你一模一樣，常常拼命工作到忘了「健康才是一切的根本」，等到出事了才後悔莫及。這些病患常常是身家好幾億，每天都想著如何拓展事業，他們不是沒錢做檢查，而是認為自己沒這麼倒楣，即便真的有空也不會把時間花在健康檢查上，我有沒有說錯？

病患：（默認了）……。

家屬：醫生，你好厲害，第一次見面就好像是他的老朋友一樣、什麼都知道。這種話我們不是沒跟他說過，就像你說的，他就是認為自己沒這麼倒楣，即使有空也不會去做健康檢查，這才是重點啦！然後就怪到我們身上，說都是為了我們才這麼拼命。我女兒那天就哭著跟我說她好自責、都是她害的。

病患：（醒了）她真的這樣想嗎？

家屬：對呀！她因為這樣自責，就問我說可不可以不要去讀大學，這樣爸爸會不會好起來？我一直不敢跟你說這件事。

病患：哎唷，這是兩件事啦，不要混為一談。

我　：對！確實是兩件事，不能混為一談。所以你也不能一直找理由來當作自己疏於注意身體的藉口，自己的事要自己負責，就因為是家庭支柱，所以更要注意健康。這是我要講的第一件事，健康檢查是還沒生病時需要做的事，等到生病才做的檢查就不叫健康檢查了，這樣知道了嗎？

病患：我懂了，其實是我自己的觀念和習慣造成的，老天爺已經有叫我老婆來提醒我，可是現在說這些都太晚了。

我　：不一定，你都還沒接受治療，一切都還是未知數，你接下來的每一個判斷與決定都至關重要，我們團隊會幫助你，也需要你的配合與努力。我這裡有一些資料給你，你回去以後要好好研讀、充實知識、了解這個疾病。接下來是一場馬拉松競賽，你要做好萬全的準備。這是我要講的第二件事。

病患：我知道了，我一定會配合，好好讀這些資料，然後把公司的事全部交給總經理去處理就是了。

我　：第三件事，如果可以的話，下次帶你的女兒一起來，我跟她聊聊，讓她知道這不是她的錯，要好好唸書才對！

家屬：好、好，謝謝醫生，不然我不知道要怎麼安慰她，這個家都快垮了。

我：你們放心，不會垮的，她只是心情不好而已，這是正常的，你們要讓悲傷快快過去，悲傷的時候常常做錯決定！我跟學生上課時常常強調判斷正確與錯誤的重要性。人不是神，沒辦法預知未來，只能做好所有的準備、以不變應萬變，這樣才不會後悔莫及。

病患：我知道了，為了自己、為了她們，我一定要趕快恢復冷靜。郭醫師，謝謝你願意跟我說這些。

我：不客氣！

＊＊＊＊

終於避免一個憾事的發生，但是，事情還沒完，接下來就是一場場的硬仗了！

案例28

追求「完整」而非「完美」

當理解「完美」與「完整」的不同之後，對於生命中的一些小缺點就能坦然接受。

（會診中）

我：你媽媽的癌症確定轉移到脊椎了，她的痛是轉移造成的。

家屬：那該怎麼辦？

我：我是可以用放射治療幫她止痛，只不過有一個問題……。

家屬：什麼問題？

我：她同時有阿茲海默症，可能沒辦法自己一個人待在治療床上維持不動10分鐘。

家屬：要10分鐘？這有點困難，當初做檢查就是因為這個原因都做不成，她也沒辦法溝通。

我：我是可以想辦法先束縛她，然後儘快做完治療，這樣你可以接受嗎？

家屬：（點點頭）可以，謝謝醫生。

我：不客氣，再來的事比較麻煩。

家屬：什麼事呢？

我：就是後續的治療方向，你們要繼續積極治療？還是朝向安寧緩和醫療呢？安寧緩和醫療也是積極方法，不過目標是積極緩解症狀、讓她維持生活品質。

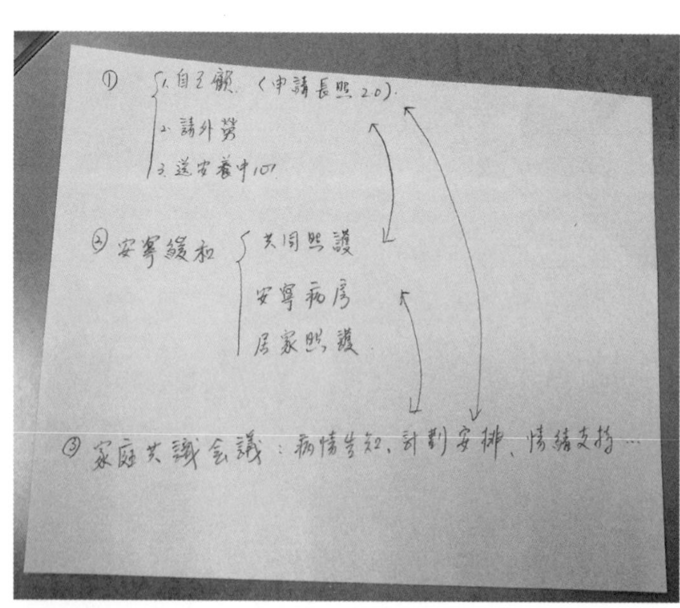

計畫手寫圖。

家屬：我有這個想法，目前我媽媽是白天在日間照顧中心、晚上帶回家，可是我爸爸自己脊椎退化，為了照顧媽媽就一直沒有開刀，我家是二樓公寓，必須等我下班才能背她上樓。醫生請問你，可以送她去24小時的養護中心嗎？

我：不是不行，而是我不知道養護中心願不願意、有沒有能力照顧同時有癌症又轉移、同時患有阿茲海默症的病人？這是一個大挑戰……。

家屬：我知道，而且我也去排了好幾個養護中心，每個中心都說要等，還不知道要等多久才有床？也可能等不到床，我也不能放下工作來照顧她。

我：需要先考慮安寧居家嗎？或許還可以搭配政府的長照2.0，先應應急。

家屬：我可以先跟家人商量一下嗎？

我：當然！我跟「癌症資源中心」聯絡了，你可以去找他們諮詢。有任何問題，明天我們再一起討論。

家屬：還有一個問題，那些化療藥物還需要吃嗎？她吃到嘴巴都潰瘍了。

我：可以不吃，只要你們都有共識的話。其實這個決定很難，需要你想清楚。記得，不管你們怎麼決定都沒有錯！

家屬：（沈思）醫生，謝謝你，我先去找「癌症資源中心」，再跟家人商量一下，謝謝你。

＊＊＊＊＊

好冷靜的年輕人，看起來不到30歲，這麼冷靜，反而換我有點不捨；但是這麼有擔當的年輕人，讓人很放心，他絕對不是爛草莓！

郭醫師小教室

從上述幾個故事可以發現，這個階段我已經不受限於科別，而能從一個更寬廣、更深的角度來審度整個情況，甚至可以協助病患與家屬整合醫療資源；同時讓他們理解有時缺點也是生命「完整」的一部分，沒有缺點的生命或許就不完整了。

當能接受這個概念後，或許病患與家屬面對病魔這個打擊就較能坦然接受，同時也較能理解，在疾病面前，很少人是不懼怕的，懼怕不代表懦弱；有時人害怕的不是疾病本身，而是背後的不確定性，因而較能坦然面對疾病。

案例29

媽祖派我來的

媽祖說現在不適合開刀啊，我到底該怎麼辦？

2020年3月，新冠肺炎肆虐全球期間，一位病患剛被診斷為直腸癌，從外科門診轉到我的門診。

病患：郭醫師，你剛剛說的我都知道，我這個病必須趕快接受治療。可是現在正在新冠病毒期間，實在太可怕了，你看你們醫院門口那個陣仗，萬一我進來治療被感染了新冠肺炎，那我還有救嗎？

我　：新冠肺炎的確是需要非常小心，目前醫院的狀況是安全的，你看到醫院門口的管制也是為了大家的安全著想；再說，你知道這個病如果沒有立即治療，事實上比新冠病毒更可怕嗎？

病患：你說的我都知道，可是我的家人去媽祖廟問過了，媽祖說現在不適合開刀啊，我到底該怎麼辦？

我：你真的確定媽祖這麼說嗎？媽祖親口告訴你的嗎？

病患：是我的家人去擲筊的，擲了三次都沒有「聖筊」。

我：你還記得最近媽祖遶境的事情嗎？

病患：記得啊，這有關係嗎？

我：當時不是很多人堅持要遶境，說是媽祖的意思，媽祖會保佑大家；但是也有人出來說，媽祖雖然沒有現身告訴大家不要遶境，可是已經透過各種方式來表達祂的意思了，而且虔誠的信徒心中有媽祖就好，媽祖不會怪你的。這你還記得嗎？

病患：（點頭）嗯，我記得！

我：那你有沒有想過也許我就是媽祖派來幫你的嗎？媽祖透過我來提醒你不要拖延病情呢！

病患：（驚）真的嗎？

我：我也不知道我是不是媽祖派來的，但是你看後來主辦單位取消遶境，是不是大家都鬆了一口氣、台灣也沒有出現大規模感染，這難道不是媽祖在保佑台灣嗎？媽祖雖然沒有現身，但是祂用不一樣的方法保佑台灣，我們對媽祖的虔誠也可以用其他的方式來表現，對不對？

病患：你說的有道理。

我：（我指著後面的醫學生）你有沒有看到我後面坐著學生？我在教學時

經常告訴他們，我們學到的寶貴經驗其實都是病患給我們的、是神明透過病患來教我們的，不是我們天生就會的。神明挑選我們來替祂照顧祂的子民，並不是我們很厲害，因此一定要很謙虛、不能太自滿、以為一切都是自己的。所以我跟學生說，我願意把我從病患身上學到的、神明給我的一切毫不保留地傳承下去！你說對不對呀？

病患：（點頭）你這樣說，我能接受！好，我相信你真的是媽祖派來幫我的人，我願意聽你的意見，立刻接受治療！

我：（笑）太好了，那麼在正式治療之前，我還需要幫你排一個正子斷層掃描，確定你沒有遠端轉移後再正式進行治療，這樣好嗎？

病患：你是媽祖派來的，你說怎樣就怎樣！

我：謝謝你對我的信任，那我立刻安排。

病患：麻煩你了。

＊＊＊＊

（2020年5月）

我：恭喜你，你終於完成了整個療程。

病患：謝謝郭醫師，還好你那時候「媽祖派來的」說法消除了我的疑慮，我才能鼓起勇氣做完整個療程。我這樣天天來回醫院，從一開始對門口安檢的害怕，後來反而對它產生信賴感，就像你說的一樣，嚴格的防疫措施保護了我們所有人！

我：沒錯，這也是你能順利完成整個治療的重要關鍵。

病患：而且我真的相信你是媽祖派來的，因為如果沒有你排的正子斷層掃描，根本不知道我的甲狀腺還有第二個癌症。還好發現的早，本來是要治療直腸癌，卻變成先開甲狀腺的刀了。雖然接下來還要做碘 131 的治療，但是我真的很感激你們團隊，如果沒有你們如此用心，我現在不知道變成什麼樣子！

我：不是我很厲害，真的是媽祖在保佑你。不過這不是運氣好，因為如果你不配合、不相信我們的建議，我們再怎麼說也沒用！你真的在兩次關鍵時刻做了拯救你自己的正確決定！

病患：這應該跟我的職業也有關係啦，我的工作要求我對每一個細節都斤斤計較，萬一有個細節不夠謹慎，以後一定問題重重，所以做對決定真的很重要！

我：（比個讚）沒錯。

病患：郭醫師，那我接下來要怎麼做？

我：你接下來要好好休息、適當運動、每餐都要補充營養，為即將進行的手術顧好身體，知道嗎？

病患：這個我會，現在你說什麼我都聽你的，你真的是媽祖派來幫我的！

我　：你也是媽祖派來教我的啊，哈哈。

郭醫師小教室

在寫這本書的過程中，這位病患又得了第三種癌症——口腔癌。我不知道為什麼？不過，我只知道，他開始信任我之後，就非常仔細注意身體的每一個變化，也調整了自己的作息；後來也完成了口腔癌的手術，現在定期接受門診追蹤。祝福他！

在科學與數據當道的現代社會裡，宗教信仰往往與迷信畫上等號，在凡事追求證據的醫學領域更是如此！雖然我本身也是信奉數據與證據的主流派，但在這個基礎上，我加上了「身心靈同樣重要」的概念，讓生命有了溫度。

面對疾病，無助的病患與家屬常會求助於宗教，祈求神明保佑；這不是軟弱，也不是迷信，這只是「完整」的一部分。因此，試著先讓他們看到亮光、知道方向，再鼓勵他們朝亮光走，讓他們相信——那就是信仰之所在，神明就是那盞光。

信仰的力量有時甚至比科學證據還強大！或許不是每個人都必須有信仰，但是學習去理解它，讓它成為助力、一股重要的存在。

案例30

回憶錄——生命回顧療法

我的書有這種能力嗎？
如果有的話，郭醫師你就拿去用吧！

一位病患11年來歷經診斷肺腺癌、復發、轉移的各種治療，現在全身上下找不到癌細胞，因此定期門診追蹤拿藥以及聊天。

我：請教你，你對於小孩的教育是怎麼看的？

病患：我讓他們自由發展，但是要求他們自我負責。

我：哦？

病患：從國小開始我就跟他們說，你們以後想做什麼都可以，只要不是壞事就好。但因為是你們自己的選擇，所以你們也要學習自己負責！

我：哇！在那個年代能像你一樣讓小孩自由決定的家長真的不多。

病患：我沒有讓小孩補習，也不主動安排他們的學習進度。他們兄弟倆很早就有自己的想法，老大在國三的時候喜歡漫畫，從此就一路往漫畫的領域鑽研，連後來的研究所都選擇以漫畫為研究主題；為了研究漫畫，他的日語無師自通；現在在大學裡面教漫畫，還變成我們政府經常諮詢的動漫產業顧問之一。

我：這真的不簡單！

病患：我家老二也類似，現在也是在大學裡面傳授教育學。但是老二當年為了照顧我，博士班休學了兩年，算是我誤了他。唉，如果不是因為我生病，他現在的成就應該不只如此。

我：你別這麼想，如果不是因為他，你很難跟這個病共存11年。你想想看，這11年來你經歷了一次復發和一次轉移的治療，現在身上找不到癌細胞。他的付出是值得的！如果你能把這整個過程記錄下來，我相信一定很精彩。

病患：（笑）郭醫師你說得沒錯，去年我回家鄉的時候，家人建議我把這些過程寫成一本回憶錄。我覺得很有道理，所以我開始把這些過程記錄下來，每天都在寫，希望年底可以完成，算是對我自己人生的一個總整理。

我：哇！你真的做了？很少人能做到像你這樣，這真的非常、非常重要！

病患：（笑）哪裡，你愛說笑。這沒什麼啦，這本書又不會賣，就算賣也沒人買呀！

我　：我想請求你一件事，可不可以讓我把我們剛剛的對話記錄下來？或許可以幫到很多其他病友。

病患：我的書有這種能力嗎？如果有的話，郭醫師你就拿去用吧，能幫一個人就是一個人，這是好事！

我　：謝謝你，這肯定非常有意義，因為你們的話比我們醫生還要有用！

病患：別跟我說謝謝，是我要謝謝你才對！我一定要找機會跟你們三位醫師照相，放進我的回憶錄裡，這樣這本回憶錄才完整。

我　：（哈哈哈）那沒問題！

我們每個人天天都看著眼前、想著未來，卻常常都是在生病時被迫暫停原本的規劃與盤算。適時回頭看一下自己的過往、回想曾經走過的點點滴滴，可以讓你更懂得珍惜所擁有的一切。寫回憶錄真的是一個很棒的方法！

＊＊＊＊

（一個月後）

病患：郭醫師早，我依照約定把我的回憶錄帶來了！

我　：（驚喜）太好了，趕快拿來給我看。

病患：你看，這麼厚一本，從我小時候到現在。

我：（驚訝）天啊！這真的是從你小時候開始耶！

病患：（開心）對啊，你看，這是我國小、國中、高中、當兵的時候……。

我：有彩色照片！

病患：對，這個時候開始出現彩色照片了。

我：這是1975年的台灣街頭。

病患：對、對、對，你看那時候的台灣街頭好漂亮。

教官親筆一字一字寫下的回憶錄。

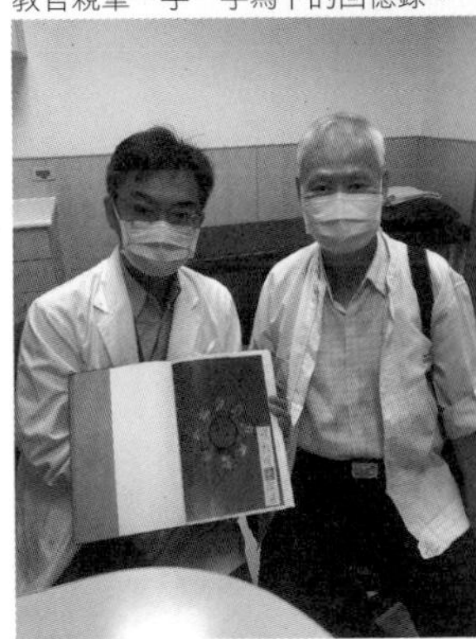

我與教官一起把這張照片貼入回憶錄中。

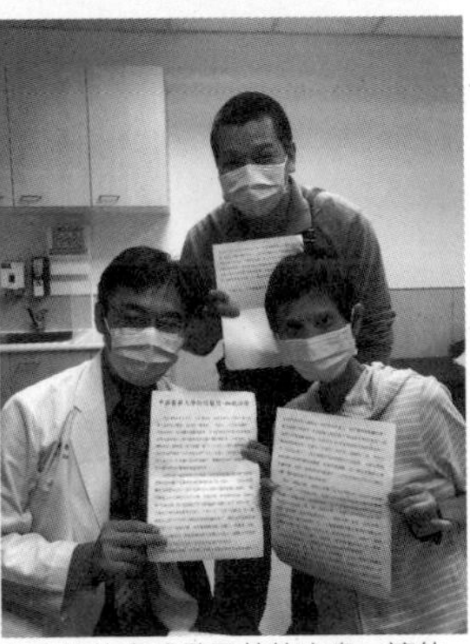

教官的故事感動了其他病患，讓他們也學著把他們的故事寫下來影響更多人，善念的傳遞一棒接一棒傳下去。

護理師：我也要看，哇！這是以前的台灣？

我　：（笑）妳那時候還沒出生，我才剛出生。

病患：我兒子那時候也剛出生，你們看……他在這裡，這是我太太、這是老大、這是老二。

我　：你真的好厲害，我只知道你要做回憶錄，沒想到你能做到這樣的程度。

病患：這是我退休前，當時的校長為了感謝我，特地頒獎給我；後面的部分就是我生病以後這十年來的照片。

我　：我有看到。

病患：我在這裡留了一個空間，準備貼上我和你的合照。

我　：我把照片洗出來給你，你下次回診的時候，我們一起貼上去！

病患：好，這樣就完整了，謝謝郭醫師！

＊＊＊＊

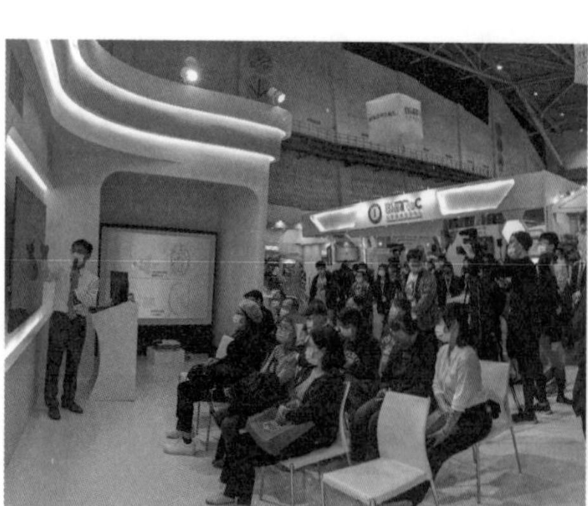
我在演講的時後用教官這個故事來影響更多徬徨無助的人，講完之後獲得全場鼓掌。

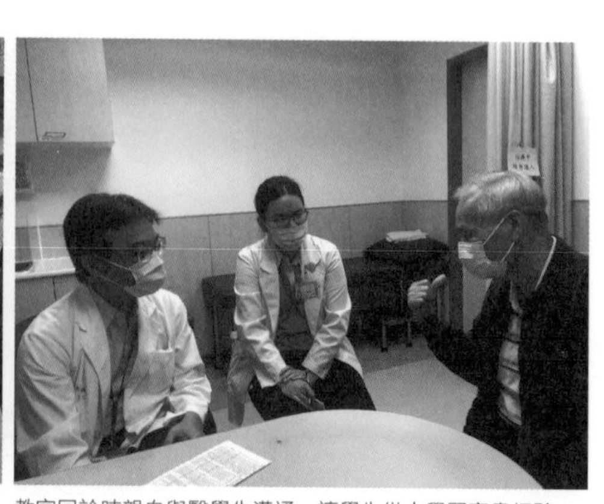
教官回診時親自與醫學生溝通，讓學生從中學習寶貴經驗。

很令人感動的一本書，我們追求的不是完美，而是完整！什麼是完整？這就是了！

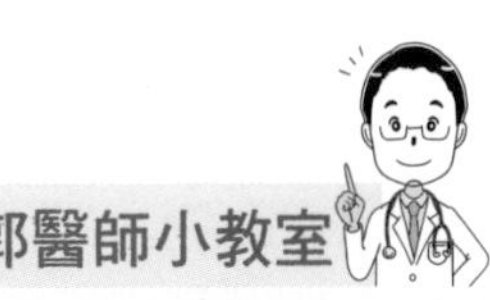

郭醫師小教室

故事中的病患是一位退休教官，他歷經了多次治療成功又復發、反覆治療造成嚴重副作用、緩解之後又轉移、再次治療後恢復健康的過程；這歸因於醫療科技進步以及病患對我的信任與配合！「信任」是醫病關係的基石，也是成功的關鍵，更是雙方的責任。有了信任才有完整的溝通。

在這反覆治療的過程當中，我們建立了革命情感。在一次回診中，病患提及，因為他的病情耽誤了兒子的事業發展而感到慚愧；我則適時地安慰他，因為罹癌才使得親子關係有了更緊密的連結，這可以說是一份禮物。我鼓勵他把整個過程記錄下來，藉由「反思」帶領著他認識自己的過去、領略他的現況，最終指引出未來要走的道路！

當病患帶著他做好的回憶錄來跟我分享的時候，我非常感動，我們一起把合照貼上去，病患的生命過程有了醫護人員的參與變得更完整。接著我進一步拜託他讓我分享給更多的病友、幫助更多無助的人。

同時，他也擔任志工，現身說法教導我的學生。這個故事在很短的時間內就感動了許多人，非常多正處於徬徨無助的人聽了這段分享之後，重新燃起了希望。也更有人願意學習這個精神，將自己的故事寫下來，讓我分享給更多處於同樣狀況的患者。如果你本身也正處於徬徨無助之下，我也期盼你能藉由本故事重新看到展現在你面前的希望之路！

案例31 選擇和代價

高齡90歲的病患罹患皮膚癌，他的家屬前來討論治療方法。

女兒：郭醫師，麻煩你不要跟我爸爸說他得了癌症。我們一直沒有告訴他，就是怕他知道以後會受不了。

我　：這我其實不太同意，妳聽我說，這是選擇與代價的問題。

女兒：這是什麼意思？

我　：意思是說每一個選擇都伴隨著一個代價，但是多數人在做選擇時都只考慮到眼前的好處而忽略了日後的代價。以妳爸爸為例，你們認為爸爸已經90歲了，接受手術很危險，所以作了「不手術、不告知病情」的選擇，半年後的代價就是現在這樣。

女兒：我懂了，這半年來腫瘤越來越大，他常常痛到哭，我們卻一直不敢告訴他到底發生什麼事，也不知道該怎麼辦，甚至希望他自己是知道病情的。

我：我剛剛跟他溝通，感覺他應該是知道的，只是有點放棄了！

媳婦：郭醫師，我應該知道你要表達的意思，我自己也是肺癌病人。

我：妳也是啊？什麼時候的事？

媳婦：兩年前，那時候大家都也不敢跟我說，但是後來談開了就沒事了。

我：那妳現在的狀況如何？

媳婦：接受治療之後，現在很穩定，只要追蹤就好。

我：那就好！

媳婦：我公公的情形也是類似，只是大家擔心他的年紀太大，一直不敢讓他接受手術。

我：這就是選擇與代價的問題，我猜是因為你們猶豫手術的風險，所以外科醫師才會把你們轉過來請我幫忙。但是我一旦幫妳公公做了放射治療，這個腫瘤也只是縮小而已，應該不能完全治好，還可能會造成傷口無法癒合，連未來想要手術都不行。這個代價可能你們從來沒有想過，你們要嗎？

媳婦：那要怎麼辦？感覺好像走投無路了！

我：你們等我一下，我打個個電話給那位外科醫師討論一下。

女兒：好，謝謝郭醫師。

我：讓你們久等了，跟我預期的一樣，外科醫師其實希望你們先手術，然後我再進行放射治療，這樣的成功率最高！

女兒：那我爸爸的年紀怎麼辦？

媳婦：這也是選擇與代價的問題？

我：沒錯，當我們做選擇時，必定概括承受了伴隨而來的代價，沒有要不要的問題，所以「做對選擇」很重要！根據我剛剛跟外科醫師溝通的情況，他知道年紀是手術最大的風險，不過他認為還是可以試，就看你們願不願意一起努力了。

媳婦：若是手術能完全切除腫瘤，等到傷口癒合之後，再回來找你做放射治療嗎？

我：沒錯，我也同意這樣的成功率最高，對你父親應該是最安全的選擇、代價也是最小的。

女兒：我知道了，我回去跟兄弟姐妹討論，如果大家都同意，我們就趕緊讓爸爸接受手術，然後再回來找你！

我　：好的，沒問題！還有一件事，妳的父親已經90歲了，我剛剛看妳扶他起來非常吃力，你們應該可以申請政府的長照2.0，有一些政府提供的資源可以協助你們給他更好的生活品質，你們需要嗎？我可以請人幫你們忙。

女兒：真的嗎？沒有人告訴過我們有這個資源。

我　：有的，我才剛幫我97歲的外婆申請到這個資源，我確定有很大的幫助！

女兒：那就麻煩郭醫師幫我們安排了，謝謝你。

我　：好的，我來安排。我等你們手術後再回來。

＊＊＊＊

後來因為種種因素，家屬還是決定不申請長照2.0的服務，不過這並不代表長照2.0不好，只是有沒有符合需求而已。

總結

讓溝通水到渠成

我在這個篇章中，嘗試藉由我的從醫跌跌撞撞的經歷來讓大家認識醫病溝通與障礙。如前所述，溝通障礙來自於認知落差、各說各話，套用現在最流行的說法就是各有各的同溫層。

知道障礙的癥結之後，就要試著解開它；之後就會看見截然不同的風景——信任、肯定、互信、互助與希望。

或許讀完之後，有讀者會不以為然，「哼！看你一副很厲害的樣子，難道現在就沒有失敗了嗎？」坦白說，有！曾有一位家屬帶著母親，三年間不斷諮詢不同醫師的意見卻一直沒有採取治療，導致病患的腫瘤越來越大，最後無法切除。

家屬也來過我這裡，在得不到她想要的答案就走了。事情結束了嗎？沒有！半年後又回到我的門診，還是一樣沒有接受任何治療，這次腫瘤已經開始流出血水與膿汁，並發出陣陣惡臭了。

我試圖用最後的耐性苦勸。沒想到，1個小時後家屬僅脫口說了，「我的媽媽好可憐，她不應該受這種苦的。」我的理智線瞬間斷裂，這本該可以避免的。

這大概是最失敗的一次溝通了吧！但是我也安慰自己，不能因為這個案例就放棄同理與溝通，誠如我所言：盡醫師本分、視病猶親、告知實情、盡力而為、給予希望、追求完整等，期望醫病關係可以如水到渠成般順暢。

CHAPTER

3

健康食品——吃藥還是吃補？不是治病仙丹！

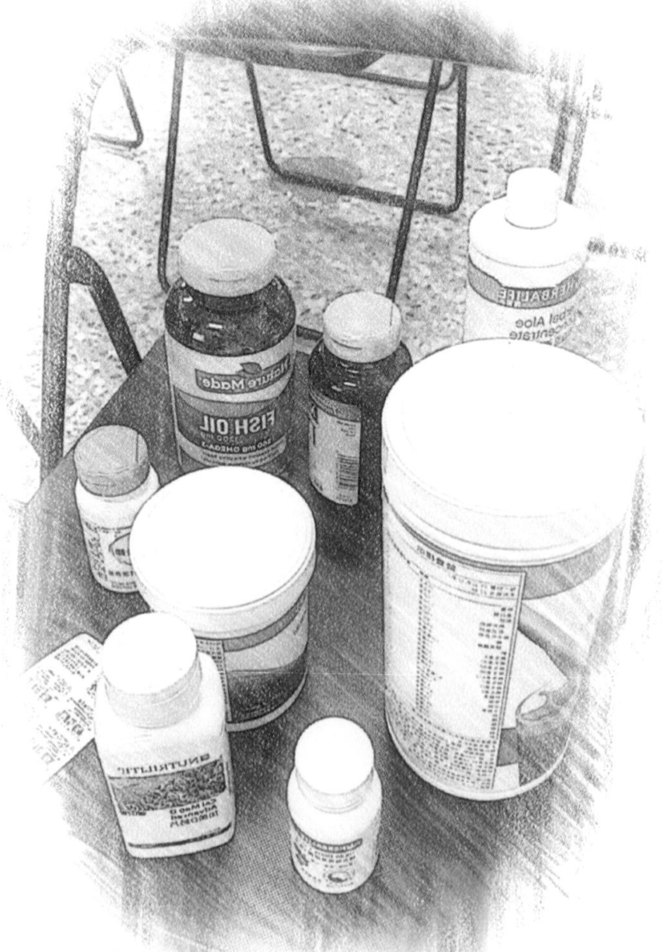

（攝影／郭于誠）

第三篇來聊聊我對健康食品的看法。先申明我不排斥健康食品，但還是想問，「花錢前，是否知道自己購買的產品是甚麼？」醫生在診間常常會有民眾拿著各式各樣的保健食品或健康食品來詢問醫生可不可以吃？而大部分的醫生會考慮責任歸屬問題而選擇模糊帶過。

曾經在演講後，有一位聽眾拿著他正在服用的保健食品來請教，我看著袋子裡的瓶瓶罐罐，粗估一個月要花上幾萬元。先不論花費多少金錢，我無法想像，每天要將這些產品吃下肚是多大的負擔（別忘了，他還有每天必須服用的藥物）。

你可能會想問：「郭醫師，你對健康食品有什麼看法呢？」我不會直接說：「這個可以吃，那個不能吃。」我的建議是，健康食品可以吃，不過要先有正確的觀念，清楚知道什麼是「食品」、什麼是「藥」之後，再做決定！

在談到食品與藥物的差異之前，應先應用第一章「倖存者偏差」提到的概念：「事實」與「真相」間是有差異的！很多廠商宣稱自己的保健食品可以抗癌，並常邀請成功個案現身說法，個案確實「活著」，他吃了健康食品、病情有所改善都是「事實」，只是這樣的證據是否足夠？病情獲得改善是因為吃了該食品嗎？只有一個存活者現身說法，無法代表多數無效的人，所以這樣的事實並非「真相」，這就是證據力強弱的差別！

我們先來看第一個故事！

（編註：病患家屬、病患兒子、病患太太於本書中標示為家屬、兒子、太太。郭醫師於本書中標示為我。）

案例32

小心肝弄壞了！

這是發生在我太太——陳醫師身上的故事，她是一位麻醉科醫師這是幫一位接受換肝手術的年輕人，執行麻醉前的對話。

（陳醫師在開刀房準備幫病患麻醉中。）

陳醫師：W先生，你今年才二十幾歲？

病患：對！

陳醫師：那是什麼原因需要換肝？

病患：我念研究所的時候，我媽媽怕我太累會把肝弄壞，所以就買「保肝藥」給我吃。

陳醫師：結果呢？

病患：結果就……弄壞了。

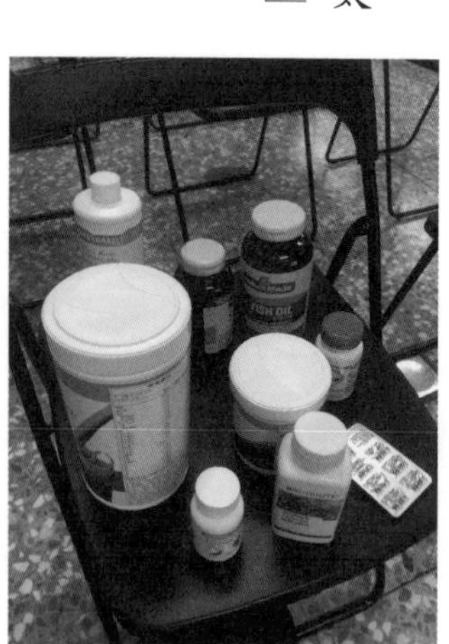

病患拿著瓶瓶罐罐的保健食品來詢問，我很難想像一天要吃這麼多保健食品是怎樣的畫面。（攝影／郭于誠）

首先我要釐清「食品」、「健康食品」和「藥品」間有什麼差別？「食品」是人體營養與能量的來源，不強調特定的功能。「健康食品」則是具有經科學證實之保健功效，經衛福部查驗登記許可者才可稱為「健康食品」，同時包裝必須標示「健康食品」字樣、小綠人標準圖像、許可證字號、保健功效說明、建議食用量及適用範圍等；屬於食品，沒有治療疾病的作用，假如身體有任何狀況仍須經由正規醫療管道來診治。

至於坊間所謂的「保健食品」則可能採用與健康食品類似的成分，但未經衛福部的查驗登記並取得許可，因此不等同於健康食品，只能當一般食品販售，不可有誇張、不實、誤導及宣稱療效的情形。

「藥品」則是利用天然或化學合成原料，經過法定的臨床實驗與研究分析，採用嚴格的工業化程序製成的化學製品，針對某種疾病或症狀進行治療，可供口服、注射、塗抹等方式使用，但存在副作用或不良反應，不宜長期或大量使用（若是慢性病需長期服藥，應定期做肝腎功 能檢查）。包裝應該印有衛福部的核准字號，並清楚標示成分、劑量與副作用等。

此外，藥品還可分為：成藥、指示藥、醫師處方藥：

- 「成藥」不需要醫師或藥師指示就可在藥局或藥妝店購買，藥效與毒性較低、安全性較高，例如伏冒熱飲、外用清涼油。
- 「指示藥」的藥效與毒性通常比成藥高，雖然不需要憑處方箋購買，但必須在醫師或藥師的指示下使用，例如鎮痛解熱藥、胃藥（制酸劑）等。
- 「醫師處方藥」因為藥效與毒性都比較強，必須經由醫師診治後取得處方箋才能在藥局拿到藥，例如抗生素、糖尿病及高血壓用藥等。

郭醫師小教室

那麼要如何分辨食品、健康食品和藥品的差別？除了看包裝上的說明之外，更簡單的方法就是「藥品不能隨便廣告」，只要能在報章媒體上輕易看到抗癌廣告的產品，99%都是誇大其詞，通常都不是藥品。

但為什麼媒體上還是常看到、聽到類似的廣告呢？聰明的讀者可能也猜到原因了，那就是因為廠商的文案遊走在法律邊緣之故。如果你怕花了冤枉錢，建議購買前可以到政府相關網站查詢一下。再次強調，不論是健康食品或藥品，都是當人體有需要時的因應措施，所以應根據身體的需求來選購。有些號稱「保肝」的健康食品能提出動物實驗的結果來證明功效；然而這是動物實驗的結果，能不能在人身上顯現出同樣的結果則不得而知。

故事中的媽媽關心兒子，所以購買了號稱保肝的保健食品給兒子服用，這是人之常情，她可能只是看了報章媒體的廣告，或是聽了親友的推薦，同時有了不切實際的期待；病患則是孝順的聽了媽媽的話、乖乖地服用，可能連自己吃什麼都不知道，結果就發生了花錢又傷身的悲劇。

該產品的公司會拿這位病患來廣告嗎？答案是不會！我們繼續往下看。

案例33

有吃有保庇？

你是真的相信我？

還是只是希望從我這裡得到你要的肯定答覆而已……？

病患：醫生，朋友跟我說這個XX芝很好，可以吃；還有最近新聞常報導XXX膠也有輔助抗癌效果；我很想買來吃，可是都好貴，你可不可以給我一些意見？

我　：（看了一下）我跟你說一個故事，五年前我有一個病人，是XX大學退休教授，他一生研究XX芝，他得了攝護腺癌之後來找我治療，同時開始每天吃XX芝，定期跟我報告使用心得。

病患：（興奮）那他後來呢？一定很不錯，對不對？

我　：兩年後，他得了第二個癌症——直腸癌！

病患：（驚）啊？怎麼會這樣？

我　：我不知道，你說呢？

病患：那他後來怎麼樣了？

我：後來就接受開刀，還好手術後證實是早期直腸癌。

病患：他後來繼續吃XX芝嗎？他一生研究的心血啊！

我：是啊，當然是繼續吃。

病患：那他後來呢？

我：去年他得了第三個癌症——胃癌！

病患：（大驚）怎麼會這樣？

我：我也不知道。遺憾的是這次沒那麼幸運了，一發現就轉移到肺，幾十顆腫瘤，他幾個月前過世了。

病患：所以你的意思是XX芝沒效囉？

我：我不知道有沒有效，也許教授只是個案，其他人是有效的，也許吧！

（病患沉默不語。）

我：但是，不管教授是不是個案，我相信廠商絕對不會主動告訴你這些失敗的個案，而這些失敗的個案也因為過世了，無法現身說法，所以你看到的都是活得好好的人，不是嗎？

病患：（不甘心）可是XX醫院的XX醫師還出了書教大家怎麼吃這些健康食品抗癌，他自己都得了好幾個癌症呢！

我：那我建議你去請教他比較好，因為我不懂，我不懂的事情不敢亂批評。

病患：可是我比較相信你耶！

我　：其實你不是比較相信我，而是你已經決定要買來吃了。你只是希望在買來吃之前能從我這裡得到一個肯定的答覆而已，不是嗎？

（病患默認了。）

我　：如果你已經決定要買來吃了，我應該阻止不了，我只希望你記得別抱持太大的期待，還有別花太多的錢。說到這個，到底要花多少錢啊？

病患：一個月……幾十萬。

我　：是十幾萬？還是幾十萬？

病患：幾十萬啦！所以我才問你啊！

＊＊＊＊

Oh my God！

原來錢這麼好——！（空格自己填）

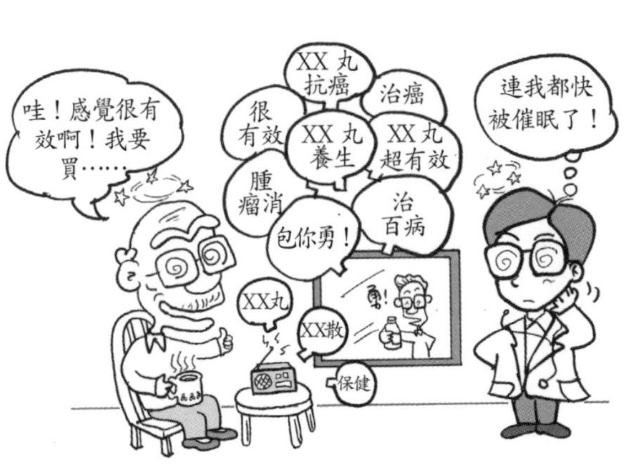

故事中舉例的患者是一位和藹可親的退休教授，每次來門診時都會開心地與我分享他的研究發現，既不像病人，也不像退休的學者，就像手裡拿著心愛玩具的小孩。然而，學養豐富的長者在罹患癌症之後，也不得不向癌症低頭，採行服用健康食品同時接受正規療法、也有定期回診，只因為第三次罹癌時，誤以為是胃潰瘍而耽誤病情。

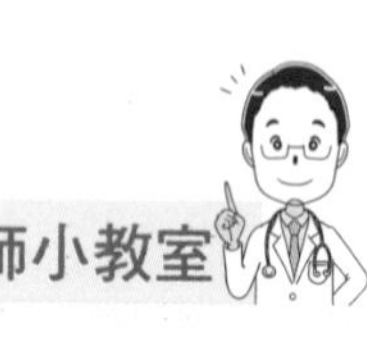

郭醫師小教室

為什麼會發生這樣的事呢？坦白說，我也不明白！我必須承認，目前對於癌症的了解還不夠，因此，任何宣稱可以抗癌的產品都有過度誇大的嫌疑。用簡單的邏輯來思考，如果有這麼好的效果，發明者應該獲得諾貝爾獎、產品也不應只是一個食品。最令人擔心的是，如果民眾不了解這個道理，甚至誤以為只要服用這類產品就可以不接受正規療法，延誤病情的結果悔之晚矣！

因此，我們在癌症的面前應保持謙卑、「早期發現早期治療」比購買或服用任何昂貴的保健食品都還重要！謝謝這個案例，讓我有了上述的心得，也才能幫助更多人建立正確的判斷力。

學會分辨「食品」、「健康食品」和「藥品」之後，再來就要懂得判斷「證據力強弱」，接下來的故事就是教大家了解「證據力」的重要性。

案例34

教育失敗

為什麼這麼多人會抱著（不切實際的）希望去買號稱可以抗癌的保健食品？

病患：郭醫師，想請問你這個保健食品可以吃嗎？我朋友介紹的，他吃了感覺很棒，推薦給我。你幫我看一下好嗎？

我　：我看看……這個哪裡來的？

病患：我不知道，只知道是一種從動物胎盤粹取出來的精華，再加入十幾種珍貴藥材提煉而成。

我　：我查查看……我找到的都是零星個案報導，沒有足夠的證據顯示它的療效。

病患：可是這家公司經常辦說明會，也邀請用過的人現身說法，這不就是證據嗎？

我：這是證據沒錯，我沒有說他們騙人，而是說醫生在決定使用什麼療法時不僅看證據，還要看「證據力的強弱」來決定！

病患：證據力的強弱？我不懂耶？

我：簡單說，就是「療效評估」！廠商請來代言的人往往都是有效的人，可是可能一千人當中只有一個人有效，這個人就是這位代言人，其他的九百九十九人都……

病患：都在天國了，是嗎？

我：嗯，可以這麼說，他們沒機會出來跟大家分享了。

病患：「只有一個人有效是事實，只是證據力不夠強」，是這個意思嗎？

我：（點點頭）是的，事實不一定是真相。廠商沒有騙你，只是他們選擇性提供他們想要給你的資訊，沒有提供他們不想給你的資訊，簡單講就是「不客觀」的意思。

病患：（失望）你的意思是這個產品沒效嗎？

我：我的意思是我不知道它有沒有效？因為它給的訊息不夠充分，充分的訊息包含吃多少、吃多久、為什麼有效、多少比例有效……等等，要得到這些資訊就必須做一系列的人體臨床試驗才行。然而，我完全無法找到相關資訊，我不知道要怎麼判斷。

病患：那我到底要不要吃？

我：我無法回答你這個問題，但是我可以教你一個簡單的判別方法，只要你看到這種只提得出細胞或動物實驗結果就說產品有多好的報導，卻提不出人體研究結果的，就要提高警覺；就算有提出人體研究結果的也建議你找醫生討論再說，就像我前幾週就看到一個廠商直接把自己的產品和醫院的治療做連結，彼此沒直接相關，卻巧妙的寫在同一篇報導內，最後再用一個動物實驗結果來連結。說真的，民眾要能辨別真假才不會上當。你要買來吃，我不能反對，你自己做決定囉！

病患：這樣我比較清楚了。郭醫師，謝謝你。

我：別客氣。

＊＊＊＊

病患離開後，護理師不解地問我。

護理師：為什麼這麼多人會被騙去買那些號稱可以抗癌的健康食品？

我：因為我們的教育失敗呀！

護理師：什麼意思？

我　：妳沒聽過哈佛大學校長說「教育的目的就是要讓你分辨什麼人在胡說八道」嗎？可是我們的教育是為了考試。所以讀了12年的英文，遇到外國人還是不敢講話；讀了9年的科學，還是無法分辨什麼是藥、什麼是健康食品！

護理師：說得有道理，可是我發現我們教育的目的是讓我們學會怎麼胡說八道耶！

我　：哇！妳厲害！一針見血！

語畢，兩人哄堂大笑！

醫生，我每天吃的
健康食品就這些，幫我看看
效果如何？

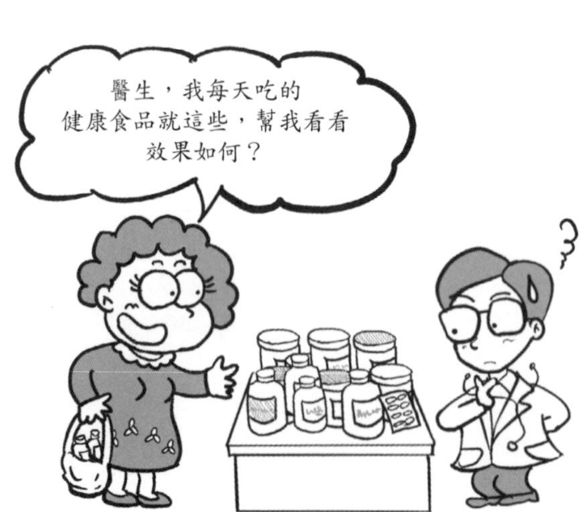

郭醫師小教室

後半段只是兩個人半開玩笑的對話，讀者笑笑就好。這個故事要說明的是——證據力強弱固然重要，但如何判斷的能力更重要。現今社會充斥著真真假假的訊息，讓大家忐忑不安；要避免被誤導就得學會判斷，不能永遠依賴別人的保護，得學會對自己負責，而這個任務則需要依靠素養。

讀者可能會問：「國內不是絕大多數的人都輕鬆讀到大學了嗎？為什麼還有那麼多人被騙？」這就涉及到「教育」的層面了。對我來說，教育的目地不在考第一名、拿一流文憑、賺很多錢，而是應該有更重要的使命與意義才對！

我認為教人分辨是非真假、自助助人，讓整個社會走向更美好的未來才是「高品質的教育」。不然功成名就之後，不幸罹癌，這時才發現自己因誤信傳言或廣告而花了很多冤枉錢、甚至耽誤病情時，就悔不當初了。太誇張嗎？一點也不！

我們繼續看下一則故事。

案例35

別被洗腦了！妳是說每天量、每天量，就會變瘦了，是嗎？

陳醫師：你學弟傳簡訊給你，他說你提到的那家生技公司經常在電台廣播中放送廣告，說用他們的產品搭配化療可以有效控制癌症耶！

我：啊？這麼誇張？

陳醫師：你的學弟這樣一提，我好像也聽過這個廣告。難怪我常在電台廣播聽到這樣一直講、一直講，聽久了，本來不信的也信了。

我：是啊，這樣一直講、一直講，難怪一般民眾會相信了。

陳醫師：就像你每天都一直講自己很帥，講到大家都被騙了，是嗎？

我：哪有？這不用講好嗎？

陳醫師：來，說別人之前先說你自己。面對現實，體重器在那裡，去量體重！

我：妳是說每天量、每天量，就會變瘦了，是嗎？

陳醫師：無法面對現實還敢說別人……。

＊＊＊＊

哼！要妳管！

這則故事裡我要來談談「證據力」。證據力是指，大多數人都有效才叫有效，大多數人都沒效就是沒效。它可以是街坊鄰居的個人使用經驗，甚至是研究室的細胞實驗、動物實驗及人體實驗的結果。

這四種結果的證據力的強弱如何排序呢？聰明的讀者一定猜到了！人體實驗結果＞動物實驗結果＞研究室的細胞實驗結果＞街坊鄰居的個人使用經驗！

因此，當看到或聽到某則廣告時，應進一步留意它的證據力夠不夠強？請記住，「數據沒有理論依據，那只是數據而已；理論沒有數據佐證，那也只是理論而已」。證據力夠強的產品必須同時符合完整的數據及扎實的理論基礎，相輔相成才行！

市面上有許多產品就是利用癌症病患身心脆弱、判斷力薄弱時，不斷透過報章媒體或運用名人效應來達到商業宣傳的目的。這種情況防不勝防，要認清事實，不要被輕易誤導，也請各位不要輕易向他人推薦證據力不夠強的食品（除非你能負起所有責任）。

CHAPTER

4

安寧緩和
——陪你走好人生終點站

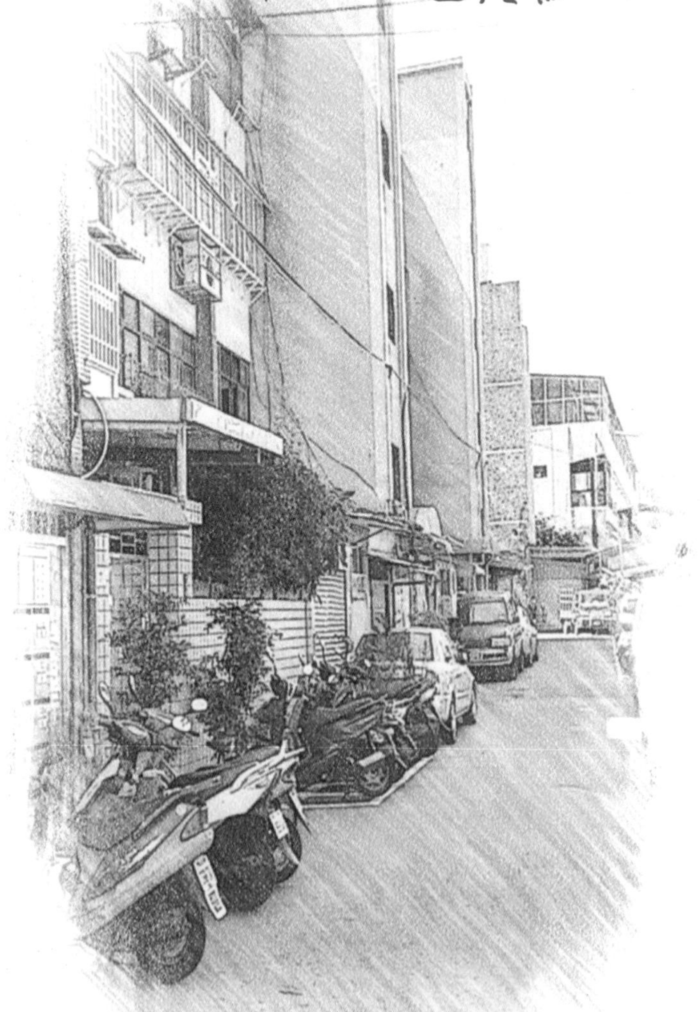

媳婦背著公公走下 3 樓，再走到巷口叫計程車至醫院看病。（攝影／陳雯琪 ）

這個篇章，想談談安寧緩和，我隱約可以感覺，有讀者想跳過這個篇章了。「安寧緩和」這四個字常被誤解為「放棄治療」或「沒救了」——事實上，正好相反！

因此，我期望藉由本篇章的故事來讓讀者了解什麼是「安寧緩和」？能為我們帶來什麼改變？相信我，我會講得很易讀易懂，所以請讀者先放下先入為主的刻板印象，跟著我一起來認識這個重要幫手。

安寧療護英文稱為 Hospice care，”Hospice” 原意有旅行者中途休息站的意思。西西里．桑德思醫師（Dame Cicely Saunders）立志推行安寧緩和醫療，她在 1968 年於英國倫敦創立了聖克里斯多福醫院（St. Christopher’s hospice）並漸漸將這個概念推廣到全世界。

其宗旨就是結合醫師、護理師、營養師、藥師、心理師、社工師、宗教人員及志工等專業人員組成的醫療團隊，來提供臨終患者完整的身心靈照顧，使患者在生命的最後階段同樣能擁有好的生活品質而且可以獲得應有的尊嚴，同時也幫助他的家人及親友面對悲傷、走出親人離去的不捨與遺憾，也是「全人醫療」的目的。

我在為醫療院所進行「全人教育與反思」課程時，曾有一名員工畫了一幅令我印象深刻的圖（請參見 P194）。她說，「全人」就是各個不同專業的專家，共同合作為一個患者盡心盡力！我非常認同她的話。

然而，臨床 20 年的經驗告訴我，這很難達成！「說到」與「做到」之間的距離遠比想像的還要遙遠，這需要學習，同時也需要準備；即便是像我這樣受過許多專業訓練的醫護人員尚且如此，何況一般民眾！

因此，我希望藉由分享自身體悟與學習歷程，讓讀者從中獲得寶貴的經驗，提早為自己或是親友做好準備，建議讀者將這個篇章一股作氣讀完，因為故事是連貫的。

（編註：病患家屬、病患兒子、病患太太於本書中標示為家屬、兒子、太太。郭醫師於本書中標示為我。）

案例36 隱瞞不說的殘忍

說實話很殘酷，但是隱瞞不說很殘忍。

求學階段我曾借住姑姑家，為我日後的發展扎下穩固的基礎，姑姑和姑丈是我的恩人。然而，姑丈在２００７年罹患肝癌，雖然經過治療還是到了末期。某一天，我國中的英語老師聯繫我，她和姑姑與姑丈是同事也是好友。

老師：于誠，我去醫院看你的姑丈，他的狀況好像很不好，是不是快不行了？

我　：老師，妳說的沒錯，姑丈他的肝功能已經被癌細胞破壞，快要進入肝衰竭了。

老師：肝衰竭？那接下來呢？

我　：接下來會進入肝昏迷，接著就……。

老師：那我知道了，你有明白告訴你姑姑嗎？我感覺她不是很清楚接下來會發生的事？

我　：我有暗示姑姑關於姑丈的病情後續發展，可是我不清楚她是不是真的有理解到我的暗示？

老師：那怎麼可以？于誠，姑姑和姑丈那麼疼你，國中的時候讓你住在他們家，可以說你今天的成就有很大的功勞是他們給你的！

我　：老師，我知道，我一直很感激他們，所以當我知道姑丈生病的時候，我用自己最大的資源去幫姑丈和姑姑；但是也因為這樣，我實在很難親口跟他們說病情已經到了最壞的情況了……。

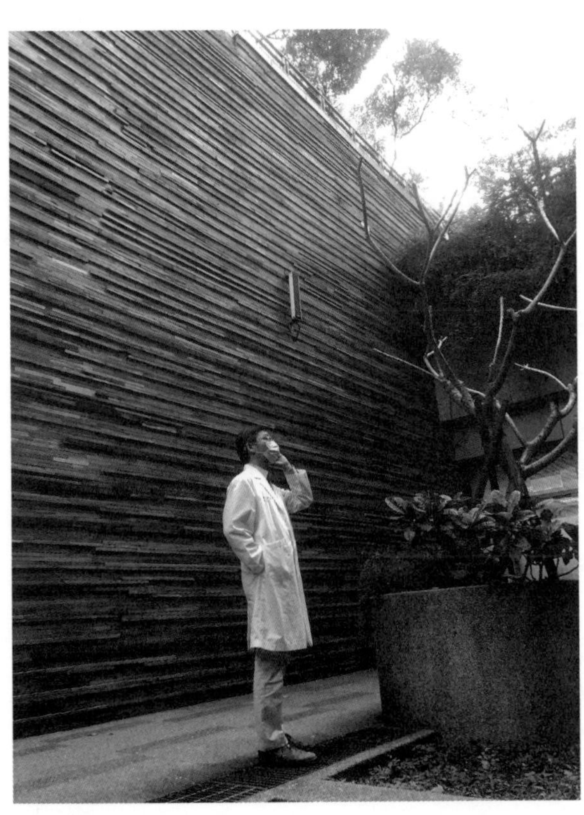

與姑姑通電話，「姑姑，我有一件事情要告訴妳。」（攝影／黃佳紅）

老師：于誠，你一定要親口跟姑姑說，她會理解的，不要讓她一個人面對不確定的情況；你聽我說，說實話很殘酷，但是隱瞞不說很殘忍。你說你該說的話是盡你的責任，姑丈的病情變化不是你的錯，但是如果你沒說清楚就是你的責任了。

我：好，謝謝老師，我懂了！我等一下就跟姑姑說。

老師：這就對了！于誠，盡你的責任就好，沒事的。

＊＊＊＊

掛斷電話後，我立刻撥電話給姑姑（沒時間思考要怎麼說了）。

姑姑：喂，于誠，找我有事嗎？

我：小姑姑……姑丈還好嗎？

姑姑：他的精神狀態還不錯，不過食慾越來越差、皮膚也越來越黃，應該是黃疸的關係。

我：小姑姑，我有一件事情要告訴妳。

姑姑：你說，我在聽。

我：（哽咽）姑丈現在的狀況是快要進入肝衰竭了，接著就可能會有危險，妳知道嗎？很抱歉我之前一直沒有跟妳講得這麼清楚。

姑姑：其實你叫我們從台北坐救護車回屏東的時候，我和你姑丈就知道了。還好你有教我們要先聯絡好屏東這邊的醫院、一切都準備好再動身，我們有照著做，而且選擇清晨還沒開始塞車的時候出發，所以一路都很順，沒多久就回到屏東，你已經幫了很大的忙了。

我：那就好，我比較放心了。

姑姑：其實我們之前都有討論過，也按照他自己的交代去處理，小孩都長大了，不需要我們擔心。你不用擔心，我們有做好準備了。

我：好，就先這樣，如果後面有需要我幫什麼忙再跟我說。再見！

醫學教室

肝臟是任勞任怨的器官，它每天都默默地在處理各種營養消化和毒素卻很少抱怨，常常肝臟已經出問題了，但我們卻毫無感覺；等到問題惡化才被發現，通常為時已晚。

造成肝癌的原因很多，酒精、藥物和病毒感染等因素會造成肝臟的慢性發炎、讓肝臟逐漸硬化、最後形成肝癌；肝硬化和肝癌會造成營養不良使毒素無法排出體外，最後進展為肝衰竭、甚至肝昏迷及死亡。

正確的保護方法不是購買昂貴的保健食品卻依舊熬夜、應酬、喝烈酒，而是均衡的飲食、充足的睡眠與避免刺激性的食物；最後，記得定期接受健康檢查，才能在早期診斷出來，增加治癒機會。

這個故事的難處是「告知病情」，我相信多數讀者都知道告知病情的重要性，也都同意不能接受自己被隱瞞，但是「說到」與「做到」需要學習與準備。

縱使當時我已經是擁有三年資歷的主治醫師，但面對自己的親人時，也不知該如何啟口，而選擇暗示並自我安慰「我已經盡力嘗試告知了」。這即是推動安寧緩和最大的阻礙——病人或家屬不知道該怎麼辦，因此無法落實。

那麼，我們只能選擇隱瞞嗎？就像當年老師所述，「說實話很殘酷，但是隱瞞不說很殘忍」，或許人們都太在意表面的恐懼，而忽略探詢自己內心深處的聲音。直到受到老師的鼓勵，我才真正鼓起勇氣去面對這個我本來就該面對的課題。

我在對親人說實話前忐忑不安，說完感到如釋重負，同時也才頓悟「因為在乎，所以不捨」的道理。親情沒有對錯，不捨更是正常，這種情感的羈絆是不會消失的；不要害怕對方不諒解，勇敢表達自己的感受，對方就會理解你的在乎、避免讓不捨變成永遠的遺憾。

安寧緩和的目的即在協助患者與家屬達到上述目標。我的親人和患者也不斷地用自身的經歷教我學會這個道理，是他們給了我這個勇氣，成就了現在的我！

（感謝國中英文老師潘阜萍、姑姑郭惠玉、姑丈蘇解得。）

案例37

面對的勇氣

二哥，拜託你了！還好有你在，不然我不知道該怎麼辦？

2009年11月6日清晨6點左右，我的電話響了，是表妹打的，我有預感，這一天終於到了。

我：喂。

表妹：二哥，我爸爸已經昏迷了，醫生問我們要不要插管？如果不插管的話，可能不久就……。

我：你們等我，我立刻過去！

表妹：好！

＊＊＊＊

20分鐘後，我到了醫院。

醫師：啊！學長，原來他們說要等的家屬是你。

我：是的，學妹，謝謝妳的照顧。可以告訴我大致情形嗎？

醫師：好的，從昨天晚上開始，病患就開始呼吸困難，我們把氧氣開到最大，他還是很費力，血氧濃度也一直掉，後來意識漸漸昏迷，我們問家屬要不要插管？不插管就來不及了！他們說要等你來了再說。

我：是的，我看一下……

（我快速做了評估，E1V1M1 昏迷指數 3 分、血壓量不到、血氧不到 80%……。）

表妹：二哥，我爸爸是不是不插管就不行了？

我：可以這麼說。或者應該問，「插了管就可以救回來嗎」？我們都知道二舅的病已經到處轉移了，你們有沒有跟他談過這一天到的時候怎麼辦？

舅媽：他有交代不要急救、要火葬，他自己也選好塔位了。我想確定的是時間真的到了嗎？

我：（點點頭）可以這麼說，但是我沒辦法替你們決定要不要插管？

（醫師焦急地在一旁等待著結果，真的沒時間了。）

舅媽：（看著表妹）妳說呢？讓妳決定……。

（一秒如同一小時。）

表妹：好，我決定不插管！就這樣繼續給我爸爸氧氣就好！

（舅媽點頭，說不出話來……我也是。）

我：學妹，家屬做決定了，就依照家屬的決定做吧！

醫師：好的，謝謝學長。

我：表妹，妳陪媽媽照顧二舅，我打電話回屏東請其他人立刻來台北。

表妹：好，二哥，拜託你了！還好有你在，不然我不知道該怎麼辦？

我：妳已經很勇敢了

比我還勇敢，真的！

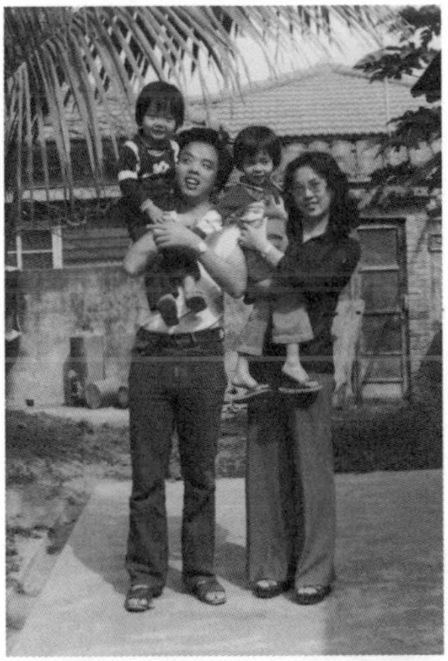

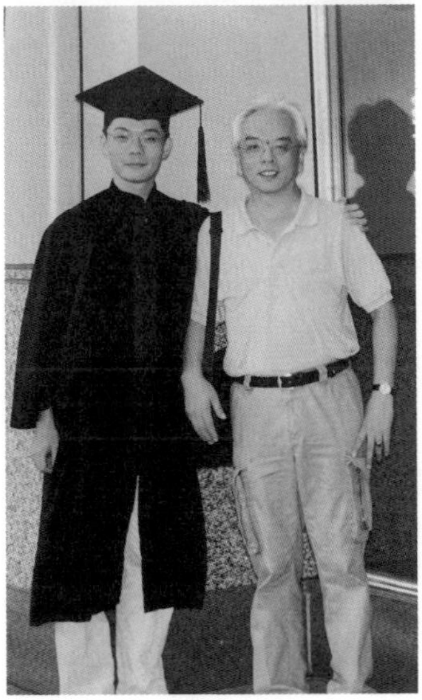

生病的是二舅，他一直把我當親生兒子。

生病的是我的二舅，他一直把我當親生兒子。他因誤以為喉嚨不舒服是感冒而延誤了診斷，當確診為食道癌時已是第四期，經過幾個月的努力最終仍全身轉移。

雖然內心深處一直響起，是時候該告訴他本人、讓他自己決定是否接受安寧緩和的聲音，然而我始終做不到親口說「再見」和「謝謝」，只能跟親友說明病情、請大家做好準備。

這時我也回想起大五、剛穿上白袍見習時，罹患白血病的表弟說：「你是醫生卻沒辦法幫我？」我當時因不知道該怎麼回應，只好選擇逃離尷尬的現場，內心不斷辯解，「我不是醫生，我還只是一個學生啊！」沒想到這也成為我們最後的對話。好多年後我才終於理解，當時的鴕鳥心態，卻為時已晚；現在我反問自己，若再遇到相同的場景，我能做得到坦然放手嗎？不，我還是做不到。這也是這個故事要談的——「做到」的困難。

郭醫師小教室

放手以後會發生什麼事？會不會變得更糟？患者會不會失去求生意志？家人會不會責怪？這些不確定背後伴隨著天人永隔的責任，因此多數人會選擇隱瞞或是善意的謊言，藉此讓自己好過一點（其實是一種逃避）。

故事當中我也陷在這種困境裡面。當時我雖然已經可以面對親友，但依舊處在想說又不敢說、不知道該怎麼教家屬「放手」的困境中。但我不願意被困住，因此一次又一次地努力找出應對的方法，學習去面對、突破，將所學用來協助相似經歷的人走過這段艱難人生。

每個人都需要陪伴、扶持與鼓勵。惟有學習與勇氣才能突破心裡的障礙！但該如何實踐？我沒有標準答案！請讀者接著讀下面的故事，或許會有不一樣的體認！

案例38 第一次安寧居家：一起出來玩吧！

我揹他走樓梯下去，然後再扶著他到巷口叫計程車呀！

某日早晨，我心有不忿地跟著安寧團隊出訪患者家中，這是我初次接觸安寧居家照護。

司機：郭醫師，你好。歡迎你跟我們一起來做安寧居家訪視！

我　：（語氣冷淡）謝謝你。

護理師：郭醫師，你好像很不開心。是我們哪裡惹你不高興嗎？

我　：（不開心）是很不開心沒錯，不過跟你們無關。

護理師：是不是因為昨天主任在沒事先跟你溝通的情形下，宣布你加入安寧居家團隊的事？

我　：妳怎麼這麼厲害？

護理師：（笑）我當時有注意到你一臉驚訝，感覺你完全不知道有這件事情的樣子。

我　：我當時的表情有這麼明顯嗎？

護理師：（笑）有！不過我是很開心，有你加入真的對我們是一劑強心針，而且我相信主任不是亂指派人的。

司機：對呀、對呀！郭醫師，你就當作我們一起出來玩，如何？

我　：你們真會安慰人。

護理師：好啦、好啦，別再不開心了，患者的家就快到了，在前面巷子的公寓3樓，我們要下車，再走進去。

＊＊＊＊

走到患者家門口，按了電鈴，病家媳婦開門讓我們進去，態度極為熱絡。

媳婦：歡迎你們、謝謝你們專程過來一趟。

護理師：妳好，我介紹一下，這是郭醫師、這是志工。妳公公在哪裡？

媳婦：在客廳，我們家比較小，我公公因為骨頭有癌細胞轉移，不方便移動，所以我和先生就把客廳變成他的房間，這樣照顧比較方便。

（從沒有過的經驗，我好奇地到處看來看去，然後注意到了一件事……。）

我：你們家有幾個人？

媳婦：3個，我、我先生和我公公。

我：那妳先生人在嗎？

媳婦：他上班，晚上才回來。

我：所以平常都是妳一個人照顧妳公公？

媳婦：是的，我公公以前狀況還好的時候，就自己照顧自己；現在癌症惡化了，我就決定辭職照顧他，因為我以前也是護理師。

我：原來是這樣。我想請問妳……平常都是妳一個人帶他去醫院看病嗎？

媳婦：是啊！

我：可是妳家沒有電梯、巷子又很窄，妳是怎麼辦到的？

媳婦：我揹他走樓梯下去，然後再扶著他到巷口叫計程車呀！

我：（驚訝）妳一個人揹他走下3樓的樓梯？

媳婦：是啊！

我：（驚訝）回來呢？揹他走上3樓的樓梯嗎？

媳婦：是啊！

我：（驚訝）這樣不是很危險嗎？萬一妳不小心摔倒，你們兩個人都會受傷的。

媳婦：（一臉無奈）是啊，可是也沒其他的辦法啊！

我：（下定決心）我跟妳說，以後妳儘量不用去醫院，我們來就好！

媳婦：（驚訝）真的嗎？

司機護理師：（開心）真的嗎？郭醫師，你願意跟我們一起出來嗎？

我：真的！我們好手好腳不是嗎？順便出來玩一玩也不錯啊！

媳婦：（開心）真是太棒了！

我：（面對病家媳婦）你們以後有事打電話給我們就好。

媳婦：謝謝你們、謝謝你們……。

突然間，原本的不滿消失了，取而代之的是滿滿的成就感！原來這就是安寧居家的願景。改天再來「玩」吧！

醫學教室

安寧緩和醫療模式由三個層面構成，分別是：安寧共同照護、安寧病房和安寧居家照護。安寧共同照護是病患住在原本的病房，由安寧療護團隊過來協助醫療團隊照護患者；安寧病房則是病患從原本的病房轉到安寧病房，由安寧療護團隊接手後續的照顧。

很多病患甚至醫護人員都誤以為安寧病房是等死的地方，所以生命快結束時再去即可，可真是誤解了安寧病房的真義！安寧病房與團隊積極用所有的辦法協助病患改善不適、獲得尊嚴，同時協助家屬面對悲傷、給予喘息照護，任務不比積極治療癌症簡單。

當病患在安寧病房經過悉心調養並獲得改善之後，團隊就會安排病患回家，再改由安寧居家照護團隊接手後續的居家照護。一旦病患的病況必須再次入院，再安排住進安寧病房即可。

郭醫師小教室

在這次活動之前，我沒聽說過安寧居家照護，也不知道這和我有什麼關係？在突然、毫無心理準備的情況下，我「被」加入了安寧居家團隊、心不甘情不願地跟著出訪。但當我親眼看到、聽到癌末病患往返醫院竟是這麼費力又折磨時，內心受到了衝擊，慚愧取代了優越感——我尊敬眼前的媳婦，也完全認同安寧居家照護的價值！

心態也有了明顯的轉變——我是心甘情願的出去「玩」，是打從內心深處願意投入，並期盼能有更加完美的表現！我也期待藉由這個故事能讓讀者了解，安寧療護並不是消極的等死，而是積極地追求人性的尊嚴！

案例39

第二次安寧居家：脫胎換骨

我……真的很不甘心，為什麼是我？

這是我第二位進行安寧居家照護的患者，爺爺是一位退休老師。這次的經驗帶給我什麼成長呢？

家屬：（著急）郭醫師，你們來了，我不知道該怎麼辦？我需要你們幫忙。

牧師：奶奶，怎麼了嗎？爺爺身體不舒服嗎？

家屬：他心情很不好，好像很生氣，說我不懂，講了也沒用，乾脆不講了。這樣鬧脾氣已經好幾天了。

護理師：奶奶，麻煩妳帶我們去見爺爺好嗎？

家屬：好、好、當然好，我都不知道該怎麼辦了？在這邊……爺爺，郭醫師來了！

（爺爺躺在房間床上，毫無任何反應。）

我　：爺爺，你怎麼了嗎？是哪裡不舒服？跟我說好嗎？

（爺爺不說話。）

護理師：是啊，爺爺，郭醫師人很好，你跟他說，他一定會幫你的，好不好？

病患：（閉著眼睛）說了也沒用……。

牧師：爺爺，你先說說看，我們一定會想辦法的，好不好？我們真的很關心你，你看郭醫師這麼忙都願意跑這麼遠來看你了。

我　：是啊，爺爺，你就說說看，我一定儘量幫你想辦法！

病患：（睜開眼睛）怎麼幫？你們說說看，像我這樣一個老師，每年都教出好幾個學生考上建中，隔壁那個老師偶爾才有一個學生考上建中。你們說，誰比較認真？誰比較關心學生？

牧師：（語塞）啊……。

病患：你看牆上那些畫，都是我畫的，那是學校的樹、那是學校以前的教室，有誰比我更關心學校？

護理師：這個……（不知道該怎麼辦）。

病患：（再次閉上眼睛）我說了吧！你們根本不知道怎麼幫我，不是嗎？你們回去吧……。

（爺爺已經下了逐客令，牧師和護士真的不知道該怎麼辦，我也不知道該怎麼辦。突然之間，腦中閃過一個念頭……只能試試看了！）

我：爺爺，我想問你一件事，可以嗎？

病患：什麼事？

我：我也還不是很確定，我只是想試試看能不能幫到你……。

病患：沒關係，你就問吧！

我：你……是不是「不甘心」？

（爺爺愣住了，牧師和護士也愣住了。）

我：（好像對了）你是不是覺得你是一個做事認真、有才華、又負責的好人，為什麼老天爺這麼不公平？是不是你做錯了什麼事，所以才有這樣的報應？

病患：（眼角泛出淚水）我、我……真的很不甘心，為什麼是我？

（牧師和護理師恍然大悟。）

我：我無法回答你的問題，不過我可以跟你說，這跟你是好人還是壞人無關，也跟你認不認真無關。我的患者有老有少、有男有女、有富人也有窮人，感覺老天爺好像在這件事情上很公平，沒有特別的偏心。

病患：（淚水奪眶而出）真的嗎？不是因為我做錯了什麼事嗎？

我　：（點頭）嗯，其實每個患者都在問自己這個問題。或許神有祂的安排，神才會知道答案。我們是人，我們就盡人事、然後聽天命，你覺得這樣好不好？

病患：（點頭）好，好……。

家屬：（流下淚水）郭醫師，謝謝你，謝謝你！爺爺，你不要再自責了，你是一個好先生、好爸爸、好老師，我有你這樣的另一半就很滿足了。

病患：（含淚看著奶奶）我如果走了，妳一個人怎麼辦？

家屬：（淚眼相對）你放心，我會沒事的。兒子、女兒會照顧我的，你的學生也都會來看我。

病患：（淚水決堤）好，好，這樣我就放心了。

（在回程的車上，眾人議論方才在病家的情況。）

牧師：郭醫師，你好厲害！我剛剛都不知道該怎麼辦了？

護理師：對呀！我聽到你的回答都傻住了，你是怎麼想到的？

我　：其實我一開始也不知道該怎麼辦？感覺內心有一個聲音叫我這麼做，好像不是我自己一樣，我也不會形容，以前的我是做不到的。

護理師：你剛剛真的一顆藥也沒用，就把問題解決了，實在太厲害了！

我　：給藥就能解決的話反而還比較簡單一點，我以前也沒想過這個問題。

牧師：我也真的學到寶貴的經驗了！

厲害嗎？我不知道，但是隨著時間累積的經驗，讓我好像真的知道了一些「通關密碼」，有一種脫胎換骨的感覺。有機會的話，我再試試看！謝謝爺爺奶奶。

郭醫師小教室

安寧居家照護與門診照護最大的不同就是——陪伴患者的時間大幅增加了！這是忙碌的門診照護辦不到的！也因為如此，醫療團隊可以更深入地了解患者與家屬之間的互動、明白患者真正在意的與放不下的事。當醫療團隊能掌握上述重點，就能準確地提供病患與家屬真正的幫助，而不僅限於提供醫療上協助。

我行醫的過程中，有許多罹癌患者都曾悲憤地問，「為什麼是我？我做錯了什麼？」當中有人能化悲傷為力量、順利地擺脫負面情緒；有人則必須靠旁人拉一把，才能艱困地走出泥沼，這時適時的關懷就是最有力的推手，它能瞬間打破緊張的氛圍、化危機為轉機！

如同故事中的病患，他需要的不僅是醫療上的檢查或打針、吃藥，而是一個真正了解他的人。這就是我從中學到的重要資產——一顆柔軟、溫暖的心！接下來，請讀者看看我怎麼學以致用！

案例40

時間還沒到？！

癌末病患與家屬最害怕的就是被放棄！我要做的事是什麼呢？

我：放射治療有改善妳本來的疼痛嗎？

病患：有！已經改善九成了，止痛藥也減少了，謝謝郭醫師。

我：太好了！這就是我們的目的，看來已經達成了。

病患：郭醫師，我可以請教你一個問題嗎？我適不適合做安寧緩和治療？

我：這個問題非常好，在回答妳之前，請先讓我問妳兩個問題。第一，妳認為什麼是安寧緩和？第二，妳為什麼想要接受安寧緩和治療？

病患：我覺得安寧緩和是當治療無效時，我可以選擇去安寧病房、不要再接受痛苦的積極治療。因為我不想這麼痛苦地離開、我要自己做決定、不想要把這個問題丟給家人。他們痛苦，我也會很痛苦。

我：好的，我了解了。妳有跟家人討論過嗎？

病患：有的，他們都支持我的決定，我們也在健保卡註記不要急救了。

我：這個非常重要，因為如果妳沒有在健保卡上註記的話，很有可能妳因為不舒服被送到其他醫院，該醫師不認識妳就可能對妳施行不必要的急救，違反了妳的意願。健保卡有註記比較理想，我支持妳的決定！

病患：謝謝郭醫師。

我：事實上，除了妳說的「安寧病房」之外，安寧緩和還包括了「共同照護」和「居家安寧」兩個部分，彼此互相配合，最終目的就是「善終」！除了讓妳沒有承受太多痛苦、有尊嚴地離開之外，安寧緩和也同時考量到家人的負擔、讓家人沒有遺憾，就像妳本身生病卻還在擔心他們一樣。

病患：他們很捨不得我。

我：捨不得表示在乎妳，你們有這麼好的親情力量是很幸福的事，因此不要讓捨不得變成終身遺憾。我支持妳的決定，也支持妳的家人願意尊重妳的決定！

病患：可是，除了你之外，為什麼其他照顧過我的醫護人員都跟我說時間（接受安寧緩和醫療的時間點）還沒到，叫我不要想這個、不要問這個？你們醫護人員對這個問題的看法不一樣嗎？

我：妳的確問到重點了，確實並非每個醫護人員都有一樣的看法。我承認還有很多空間要努力，所以我常常花很多時間跟學生灌輸這樣的觀念。事實上，我用放射線治療幫妳止痛就是安寧緩和醫療！

病患：這樣我完全知道了，不會再害怕是不是做錯決定了！

我：妳的決定很正確，而且妳放心，我不會隱瞞妳，會跟妳一起討論，讓妳擁有正確的認知，然後陪妳一起做出最適合的決定，不會讓妳覺得我放棄妳了。我常常告訴我的學生，我們當醫生的既要醫「生」、更要醫「死」，就是要學習陪伴患者和家人走到「善終」的意思！

病患：那我再來要怎麼做？

我：（笑）想做什麼就去做！

病患：你是第一個跟我這麼說的人。

我：哈哈哈，難道不是這樣嗎？壞事不能做、其他都可以。

病患：（笑）謝謝你！我知道了。

我：不客氣，有問題再問我吧！

不單是一般民眾對安寧緩和有誤解，甚至醫療人員也一樣。很奇怪嗎？一點也不！過往的醫學教育只注重如何治病，不強調病治不好以後該怎麼辦？隨著時代進步，越來越多醫療人員開始了解並認同安寧緩和的重要性，但對「何時安寧緩和介入最佳的時間點？」卻仍急需建立共識。

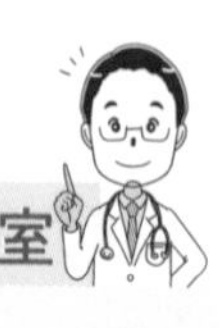

郭醫師小教室

多數人拒絕安寧緩和是因為先入為主的刻板印象，隱藏在背後的原因是怕被放棄，以至於認為，生命倒數時再談就好。事實上，最佳的時間點是——當積極治療確定無法治癒病人時，就可以開始著手準備了。

我的做法是：先灌輸安寧緩和的觀念，讓病患及家屬有時間思考，什麼是自己真正想要的？待心情沈澱後再著手找答案。凡事都是一體兩面，善惡、生死、開始與結束，不論是患者、家屬亦或是醫療人員，都應敞開心胸去了解並學習盡人事、聽天命。

請記住，溝通是最重要的！若是患者，記得與家人溝通；若是家屬，記得與患者溝通；不論是家屬還是病患，都需要與醫療人員溝通！溝通帶來共識，同時也帶來無憾。

案例41 安寧緩和：醫「生」也醫「死」

「善終」，字面的意義就是好好的走，從身、心、靈來說，該怎麼做呢？

門診中，一位病患看診後，跟診護理師沒有接著叫下一號，反而先詢問我一些問題。

護理師：郭醫師，那位婆婆的女兒想找你詢問「安寧緩和」的事，可以嗎？

我：好啊，請她進來。

家屬：郭醫師，我想請教，我媽媽現在適不適合接受「安寧緩和」？因為最近我看她很不舒服，原本以為是病情惡化造成的，後來才知道是藥物的副作用。用藥的時候一堆副作用，病情沒有改善，癌細胞還是一直擴散；反而停藥之後，她覺得比較舒服。所以，我該繼續讓媽媽接受這樣的治療嗎？還是說應該選擇「安寧緩和」？現在是時候了嗎？

我　：好的，在回答妳的問題之前，我先問妳一個問題，妳覺得我現在給妳媽媽的治療如何？

家屬：媽媽本來全身都在痛，在做了放射治療之後明顯改善許多，止痛藥的量變少了，也睡得比較好了。

我　：那麼有沒有什麼副作用呢？

家屬：應該沒有。整體來說，比還沒做放射治療前進步！

我　：謝謝妳，我回答妳的問題，其實我給妳媽媽的治療就是「安寧緩和」！

家屬：原來如此，我就在猜是不是這樣？果然沒錯。

我　：是的，其實「安寧緩和」是一個概念，而不是一個場所。很多人以為「安寧緩和」是消極的等死，這是錯的；也有很多人以為患者生命剩下沒幾天才需要去安寧病房，這也是錯的。廣義來說，只要患者的疾病已經無法靠積極治療控制時，就可以開始考慮了。

家屬：可是放射治療不是屬於積極治療的一種方法嗎？

我　：這要看我給的劑量高低、範圍大小還有目的而定！其實我從一開始的目標就是擺在「安寧緩和」，積極緩解妳媽媽的症狀，讓她得到比較好的生活品質。這樣的品質妳也看到了，這是妳要的嗎？

家屬：（點頭）對！這是我要的，我相信這也是我媽媽要的。

我　：那就好，我就繼續治療。「安寧緩和」除了可以幫妳媽媽緩解不適之外，還有另外一件更重要的事！

家屬：什麼事？

我　：就是「善終」，字面的意義就是好好的走，但是其實隱含很多層面的概念，從身、心、靈上面得到徹底的「善」與「終」，那是一種生命的完整狀態。

家屬：生命的完整狀態……我有一點點理解你的意思。不知道郭醫師你的宗教信仰是什麼？不過我媽媽是信觀世音菩薩的，我媽媽會來這家醫院其實是菩薩的指示，也因為這樣才會遇到你。我們之前在L醫師那邊接受治療，他對我們很好，可是他不會跟我們說這些。

我　：應該是他不知道該如何說出口吧？我們醫生的訓練多半都是專注在救人，就是醫「生」嘛！我們多半沒學過如何告知壞消息，以至於不知道該如何說出口。我是自己從患者和家屬的身上學到，原來醫生除了要會醫「生」之外，還要懂得如何醫「死」；要能面對死，才能知道怎麼活，也才能真正幫到患者和家屬，不然永遠都只是半套而已。

家屬：（點頭）醫「生」也要醫「死」……我第一次聽到這種說法。

我　：（也點頭）所以，我一直覺得患者和家屬是我的老師。

家屬：那我該怎麼跟L醫師說我們不打算接受積極的化療了？他對我們很好，我不知道該怎麼跟他說？而且，去年我媽媽狀況不好的時候，菩薩跟我媽媽說積極治療會有效，所以我媽媽鼓起勇氣做，結果確實有效！可是，這次菩薩說我媽媽度不過這次的難關，下半年前就會走了。其實我可以接受菩薩的說法和你的說法，可是我不知道要怎麼跟L醫師說？

我：我不是神，不知道妳媽媽還有多少時間？不過，我建議妳可以直接跟L醫師說明，不用擔心，他會了解的，而且媽媽年紀這麼大，他不會勉強的。說不定他也正在等你們開口。

家屬：真的嗎？

我：有這個可能，就跟他講吧！我可以幫你們聯絡安寧團隊，你可以再跟他們進一步討論怎麼做可以達到「善終」，妳同意嗎？

家屬：好的，那我找時間去跟L醫師說，謝謝郭醫師！

雖然疼痛的症狀獲得改善，可惜病患後來因為抵抗力不佳，併發泌尿道感染，進展為敗血性休克，一個月後往生。祝福她，永遠不再受苦受難。

＊＊＊＊

撰稿期間，我曾經至大里菩薩寺參觀，原本只是抱著觀光客的心態，沒想到內心卻受到極大的衝擊。

菩薩寺建在一條尋常馬路邊，不像傳統廟宇的富麗堂皇，清水模外牆反而似人心般樸實無華。我向執行長葉本殊師姐請益，她笑著說，這是失敗的作品。原來當年建設公司技藝尚未純熟，故清水模外牆牆面粗糙，但卻意外成為落塵與種子攀附的工具，無心插柳柳成蔭，現在成為菩薩寺最美麗、最完整的一部分。現在建設公司雖已成為知名企業，後續許多作品的靈感都源自於菩薩寺，但卻再也建造不出這樣的「失敗之作」了。

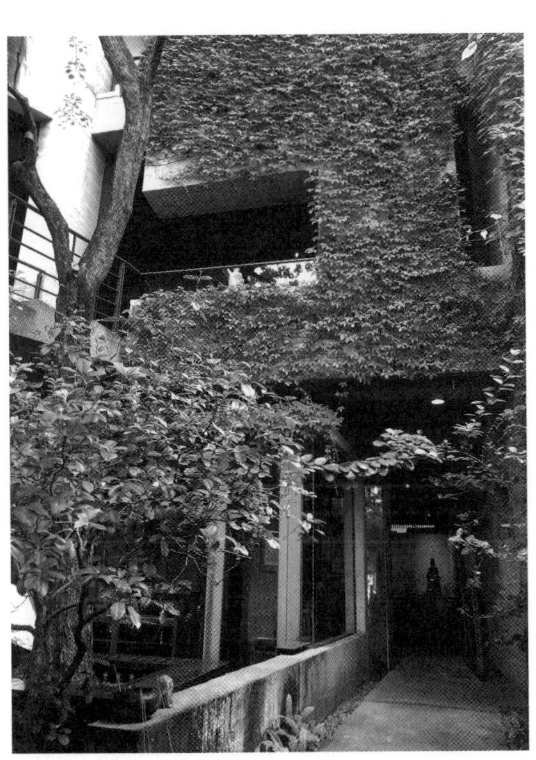

大里菩薩寺：清水模外牆牆面粗糙，但這個失敗作品卻意外成為落塵與種子攀附的工具，現在成為菩薩寺最美麗、最完整的存在！（攝影／郭于誠）

安寧緩和的最終目的是積極地追求生命的意義！我稱之為一種生命的完整狀態，即「善終」。

生命中的一些缺點，或許是成就完整的重要拼圖。有不少病患認為，得了癌症是一種罪惡、一種羞恥，它破壞了生命的「完美」。這時不妨轉個念，拿出筆、紙，寫下罹癌症後，得到及失去的，一條一條逐一寫下，藉由不斷地與自己內心對話來進行反思。

癌症是生命中的一道關卡，同時也是完整生命的一部分。只要試著轉個念，就會發現，罹癌並不全然是失去，或許是一種饋贈，就有機會走出負面輪迴；如同植物藉著菩薩寺「失敗」的外牆得到新生的力量一般。

當努力嘗試了正面思考，卻還是無法得到答案時，不妨試著直視內心的軟弱，或是尋求宗教信仰的協助。宗教信仰不是迷信，是心靈上的支持，信仰的力量可以帶給病患勇氣，但我要提醒，不能只依靠信仰而不接受治療，治療與信仰缺一不可！這也是完整生命的重要一部分。

郭醫師小教室

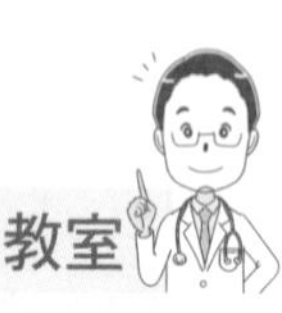

下圖是我幫家屬會診安寧居家團隊時，該團隊護理師給我的回應。團隊成員在過程中積極扮演醫師與病患家屬間的橋樑。相信讀者讀本書的故事後應該都對安寧緩和有初步的了解，若有相關需求不妨與自己的主治醫師溝通，祝福各位都能順利化危機為轉機。

郭醫師您好！
我是安寧居家護理師，病人
已與家屬電聯，預計2/13家訪，
感謝您的會診！

安寧緩和通知單。

案例42

我們是不是錯了？

管子插了以後，我就後悔了，原來這就是……。

坐在奔馳的火車裡，突然一個熟悉的聲音響起。

婆婆：咦？你是郭醫師？

我：婆婆，這麼巧？我們竟然搭同班車，還坐同一節車廂！爺爺還好嗎？

婆婆：爺爺已經走了，當時我和兒子曾經特地去醫院找你，要謝謝你的照顧，可惜那次沒見到你。

我：這樣啊！我記得當時跟你們說台中比較遠，看看你家附近有沒有近一點的醫院，對不對？

婆婆：是啊！P主任也是這麼說，所以他建議我們找XX醫院的H主任。H主任真的很好，很用心，所以爺爺後來的指數降到只有2點多。

我：這樣很不錯啊，怎麼會惡化呢？

婆婆：因為後來中風啊！中風以後表達能力變差、體力變差，標靶藥物不能繼續用，指數就又飆高了，高到兩百多。

我：後來呢？

婆婆：後來我們也接受你當初的建議，讓他去XX醫院的安寧病房，那真的很不錯，很多症狀都控制住了，然後又帶他出院。

我：（點點頭）嗯……。

婆婆：可是有一天他在家裡突然症狀惡化，我們來不及送他回安寧病房，我兒子緊急送他到附近另一家醫院，急診醫生說不插管就氣切，否則沒救！我們也不知道該怎麼辦？想到氣切要從脖子挨一刀，我們不想他受苦，所以我兒子選擇插管。

（我心想：啊！糟了！）

我：爺爺的健保卡沒註記不要急救嗎？

婆婆：有啊！可是我們沒經驗，不知道怎麼做才對？只想到不插管等於是見死不救，我們也沒想太多。

我：啊……。

婆婆：管子插了以後，我就後悔了，原來這就是插管……。

我：如果那不是你們想要的，你們可以考慮拔掉啊！

婆婆：我兒子不肯，他捨不得。

我：啊……。

婆婆：爺爺後來的4個月都住在加護病房，沒有再出來過。

我：他後來在醫院走的嗎？

婆婆：我們圍在他身邊，看他沒反應後，再請車子送他回家。我們帶著管子回家。郭醫師，這樣算是回到家才走的嗎？

我：你們說是，那就是了。

婆婆：我們是不是錯了？讓爺爺受苦？

我：這很難說對錯，我了解你們的煎熬，這是很難的決定，就算是我也不一定可以做出最好的決定。

婆婆：真的嗎？你經驗這麼多，還不能做出最正確的決定？

我：嗯，尤其是遇到自己最親的親人時，我平常善於分析的嘴巴也說不出話來，因為大家都等我下判斷，「萬一我錯了怎麼辦？」我也煎熬過，而且還要保持冷靜……。真的很難。

婆婆：原來如此，那你當時怎麼辦？

我：就陪伴啊，陪伴就好了，其他都是多餘的。

婆婆：現在換爺爺的弟弟住院了，我現在就是要去看他、陪伴他，這是我能做的。

我：沒錯，台中到了！婆婆，妳要好好保重，有事需要我幫忙就來找我，不要客氣！

婆婆：好、好，謝謝你！沒想到會這樣遇到你，我兒子一定很高興！

我：一切都註定好了，幫我跟妳家人問聲好，拜拜。

郭醫師小教室

我常常看著癌症末期的患者和家屬徬徨無助，有時求神問卜，有時接受無效醫療，心中總有許多無奈。但是，一般民眾未接受過相關訓練，實在不能苛求太多。再者，當醫療人員面對相同的狀況時，或許也很難做出更高明的選擇。

看著故事中的婆婆離開時，我心裡一直想，如果當初她來找我，情況也許會不同？她又是怎麼熬過那段時間呢？不過，我確定，她這次應該會有所不同。

嗯！陪伴，或許就是最適切的選擇。婆婆、爺爺，謝謝！你們又讓我有了全新的體悟。

醫學教室

故事中提到了「插管」，很多人誤以為安寧緩和＝不插管＝不急救＝沒盡力救人＝見死不救＝害死患者的人，最後得出結論：「安寧緩和等於見死不救」！

這樣的結論使得許多癌症末期患者接受了無效的急救，孤單的躺在加護病房內、身上插滿管子、家屬無法陪伴在側，最後獨自離世；而家屬也常在搞不清楚的情況下倉促決定「急救到底」，等到發現事與願違時才後悔莫及。

什麼時候需要急救？簡單來說，當危急的生命靠急救有機會重新回到社會上，那麼急救就具意義！但癌末是指，經任何治療（含急救）都無法阻止癌細胞進展、死亡已無法避免，這時急救反而會增加患者的痛苦，不急救才符合人道表現。至於插管主要是為了幫助患者建立通暢的呼吸道，但當重要器官已失去功能，則於事無補。

安寧緩和尊重每一個生命的獨特性而不主張無效的急救，每一個生命都是獨特的，希望能自然、安然離去。只要病患表達在臨終時不要急救，醫護人員便會協助其簽署「不施行心肺復甦術」（簡稱DNR）並註記於健保卡中，讓醫護人員都能清楚掌握病患的意願，以保護患者在臨終前免於無效急救的折磨，達到「善終」。

關於這部分若有需求可諮詢醫護團隊，願每一位癌症末期的患者都能接受到有品質又有尊嚴的安寧緩和醫療。

案例43

互相感謝與體諒

我真的不知道該怎麼辦？我快撐不下去了……。

有一天，趁著病患治療的空檔，病患的太太返回診間找我討論……。

家屬：郭醫師，我先生去治療室接受治療，我可以趁這個空檔請教你一些問題嗎？每次他在旁邊，我都不敢問。每次回到家之後，他的姊姊問我，我又一知半解，她就怪我不用心，沒有好好照顧他（嘆氣）。

我：妳承受很大的壓力，對不對？

家屬：哎……很難做，其實我知道我先生的狀況越來越不好，這邊剛結束療程，那邊又有新的腫瘤發生，而且新腫瘤出現的速度越來越快，我想問是不是藥物越來越沒效了？

我：妳說的沒錯！藥物應該已經沒效了，我現在給他的治療只是為了止痛，希望可以讓他少吃一點止痛藥而已。

家屬：那我該怎麼辦？我先生求生的意志還很強，他回家的時候都跟家人說得很樂觀，他的姊姊相信他的話，連我女兒也一樣，甚至認為我沒有盡力照顧他，他的病情才會越來越糟。我很擔心萬一他不幸走了，所有的家人都會責怪我，可是我根本沒有決策權。

我：妳同不同意讓他接受安寧緩和醫療或是安寧居家照護？

家屬：我同意也沒有用啊，他自己要先願意接受，然後他的家人和我女兒才會接受。我覺得他們現在都不想負責，但是卻都認為是我的責任，可是我說的話他們又不聽，我真的不知道該怎麼辦？我快撐不下去了……。

我：妳能不能把所有人都約來我的門診？我來幫妳做說明！

家屬：真的嗎？你願意嗎？

我：我願意！我知道該怎麼做。不過，我認為妳和妳女兒的相處問題應該不是現在才這樣，也許是好多年的意見不合累積才變成今天這局面的，對不對？

家屬：（點頭）你說的沒錯，我也不願意這樣啊！

我：這部分我就真的比較難幫上忙，我先協助妳處理患者病情和你們家人之間的問題，這樣好嗎？

家屬：（激動）你能幫我到這樣就已經很感激了，真的非常謝謝你！

我　：那麼妳先把其他家人請到我的門診來，我們一起來討論該怎麼做比較好，可以嗎？

家屬：好、好、我立刻去！

＊＊＊＊

隔天，所有的家屬都來到我的診間。我們一起討論，並讓每一位家屬表達自己的意見，最後達成共識。所有的家屬經過討論都了解患者的太太非常用心照顧病患，疾病的擴散並不是她的錯，彼此互相感謝。

接下來要做的事情還有很多，還需要更多的努力與學習。願上天保佑這群善良的人！

郭醫師小教室

這個故事非常真實地發生在每一個癌症病患的家庭當中。「因為在乎，所以不捨！」每一位家屬，都認為自己最關心病患、常忘記站在對方的立場思考，因而產生衝突與對立。

但其實上述情況是不必要、可避免的，病患與家屬應共同學習面對。以我的經驗來說，建議掌握四個「道」：道謝、道愛、道歉與道別。學習用智慧去化解仇恨、讓心中充滿感謝、放下過去的錯誤。這也是善終的意義！

接下來的進入尾聲，我希望用第四階段的故事來總結安寧緩和醫療的一切。請讀者用溫暖的心來閱讀這個故事。

案例44

用另一種方式活著

謝謝你——讓我的先生用另一種方式繼續活下來！

Part 1

肝癌病患十年期間歷經手術、栓塞、標靶治療後再復發等過程。因預期所剩的時間不多，我便開始邊治療邊灌輸「安寧緩和」的概念。

過了半年，病患和家屬（太太，簡婆婆）終於下定決心接受安寧緩和治療。幾個月後，我在上班的路上突然被人喊住，原來是家屬……。

簡婆婆：郭醫師，早！

我　：婆婆，您早！簡爺爺呢？怎麼沒來？

簡婆婆：郭醫師，他上個月走了，走得很平靜、很安詳。

我　：這樣啊！雖然我們都知道這是早晚的事，但是這一天真的到來，心裡還是難免失落。那你們家人都還好嗎？

簡婆婆：我們都很好，還好你半年前跟我們分析並解釋「安寧緩和」和「安寧居家」的精神，讓我們知道去思考生命的價值，我們才知道自己以前對「安寧」的認知都是錯的！

我　：大部分的人包括醫護人員也是一樣的，我會了解也是以前陰錯陽差的歷程中，患者和家屬教會我的。

簡婆婆：是啊！即便這樣，從你告訴我們到我先生決定接受安寧，還是猶豫了6個月才下定決心，早知道這樣就應該更早去接受安寧才對，後面的也不至於受這麼多苦。

我　：其實大部分的人都是這樣的，別自責，你們已經做得很棒了。

簡婆婆：我女兒在先生告別式的時候，唸一封信給大家聽，你看看，在這裡（指著信），這是我先生小時候畫的畫……而且在我先生臨終前，我們還一起討論要用什麼方式處理？最後他決定要樹葬，地點在XXX。

我　：真的嗎？我看看……好感動的一封信！我可以有一個要求嗎？

簡婆婆：什麼要求？

我　：這一期的天下雜誌剛好在談論「善終」，我可以將這封信和這一期雜誌的部分內容做結合，提供給其他的患者和家屬嗎？因為你們的信比我說的話更有說服力！我認為，你們的經歷對其他徬徨的家屬非常重要！

簡婆婆：真的嗎？我們的信真的有這種作用？

我：沒錯，我保證！

簡婆婆：那沒問題，郭醫師，你就拿去用吧！我先生和女兒一定會答應的。

我：謝謝妳，我代替其他病家向您說「謝謝」。

簡婆婆：別客氣，是我要謝謝你——讓我的先生用另一種方式繼續活下來！

＊＊＊＊

握著手中的信，我的心中，滿是感動……。

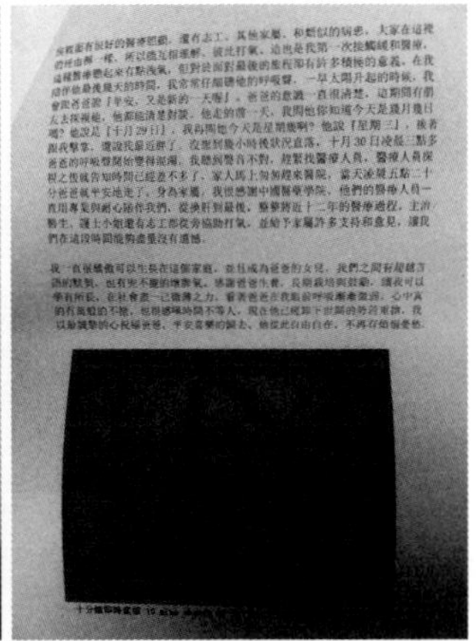

簡婆婆的女兒在父親的告別式上寫給父親的信，信中充滿對父親的思念。（攝影／郭于誠）

郭醫師小教室

後來我把這封信和2014年《天下雜誌》的文章結合成一本冊子，送給需要的患者與家屬，幫助了非常多人，甚至有家屬還主動幫我印製了許多本再回送給我，讓我可以繼續幫助其他人！每個人總有一天都會走，重要的是——你留了什麼東西下來？

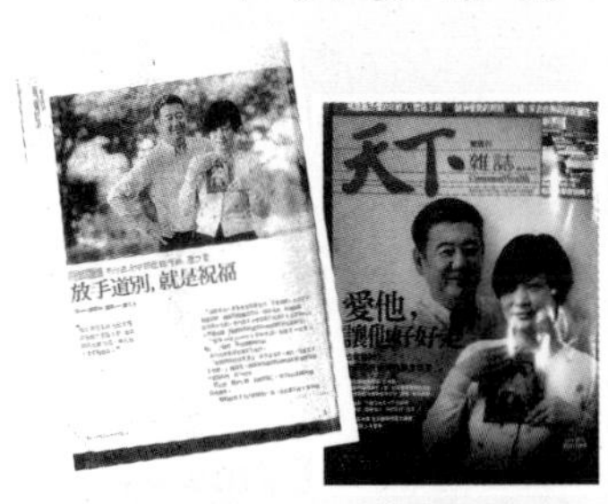

我把告別式上的信結合天下雜誌的文章，製作成一份說明書給民眾參考，效果很不錯。

案例44 原來坦白告知沒那麼可怕

過年前的某一天，我打電話給家屬（簡婆婆），電話響了幾聲，簡婆婆本人接起。

Part 2

簡婆婆：喂！

我：請問是簡婆婆嗎？我是郭醫師！

簡婆婆：（開心）哦，是郭醫師呀！你好，好久沒去找你了，新年快樂！有什麼事嗎？

我：新年快樂！有一件事想跟妳說，妳下次去看簡爺爺的時候，也可以告訴他。

簡婆婆：好啊！什麼事呢？

我：還記得我跟你們要的那封信嗎？我真的把它分送給一些需要的人看，然後，今天有一位家屬寫了一封賀卡給我，要我跟妳和家人說「謝謝」。

簡婆婆：真的？實在太好了，沒想到真的有用！

我　：是啊！他們告訴我，在還沒看過你們的信以前，沒人敢告訴父親事實，怕他老人家崩潰；看完了信以後，他們終於鼓起了勇氣跟老人家坦白，沒想到老人家早就知道了，原來不敢面對事實的是他們自己！在大家都說出來以後，終於放下心中那顆大石頭，也才知道，原來坦白告知沒那麼可怕，而且對於未來也不再那麼害怕。他們要我一定要謝謝你們！

簡婆婆：真的沒想到，我一定要告訴我先生，實在太棒了！

我　：是啊！

簡婆婆：（開心）郭醫師，剛好你打電話來，我姊姊開畫展，她說一定要邀請你來看看。

我　：好，我一定去看！

＊＊＊＊

結果工作太忙，最後還是沒去看畫展，真是抱歉，超級不好意思。

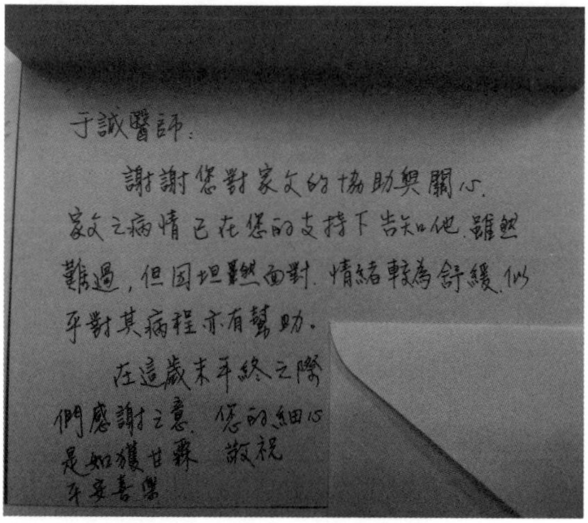

讀過說明書的民眾寫給我一封感謝函。（攝影／郭于誠）

案例44 終於明白「善終」的意義

我們雖然還是「不捨」，但是至少沒有「遺憾」，而且我終於知道什麼是「善終」了！

同一天，又有位患者家屬提著禮盒來診間找我。

家屬：郭醫師，打擾你，這是我爸爸指定要給你的咖啡。

我：謝謝，你爸爸呢？他好嗎？

家屬：郭醫師，他走了，不過他走得很安詳，大家都在他身邊，他在還清醒的時候交代我一定要請你喝咖啡，所以我一定要完成他交代的事。

我：好，我收下了！我記得我曾分享給你們一篇文章對不對？

家屬：是的，就是那簡爺爺那篇文章讓我們鼓起勇氣去面對事實。後來，我們就決定不再接受積極卻無效的醫療，選擇和附近醫院的安寧居家團隊聯絡，離家比較近。

我：嗯！那很不錯，那他們怎麼做呢？

家屬：第一次他們的醫生和護理師一起到家裡來看我爸，後來都是護理師來，隨時保持聯絡，一有狀況時，就告訴我們該怎麼做。所以後來爸爸往生時，連原本要去的安寧病房都沒去，我們都好驚訝，我覺得我爸爸其實是知道的，他選擇在家裡就好。

我：那麼後面的事都處理好了嗎？

家屬：是的，都按照我爸爸的意思處理好了。郭醫師，你說得對，我們雖然還是「不捨」，但是至少沒有「遺憾」，而且我終於知道什麼是「善終」了！

我：（點點頭）恭喜你！這是畢業證書，你可以畢業了！

善終，好好地走。該如何「善終」？這是一門要用一生去修的課程，而且幾乎都是要到最後一天，才能領到畢業學分。這是近幾年我體悟到的道理。

我行醫的過程受到許多人指導，因此慢慢覺得自己有一個使命——要把這些心得和更多人分享，幫助正在苦惱的人、身陷其中卻不知何去何從的人找到方向。因此我找了幾位志同道合的朋友創立協會，並自告奮勇地接下第一任理事長，負責教育諮詢和弱勢扶助的任務。

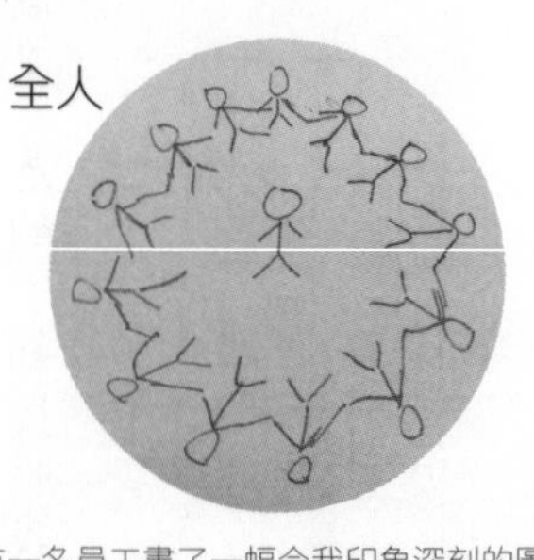

有一名員工畫了一幅令我印象深刻的圖。

一開始，協會包山包海，這個也想做、那個也想做；慢慢地，我們確立了「引路是行善的最高境界」的價值觀。行善的最高境界不是「施捨」，而是「引路」，這就是「全人」的核心！

「全人」不是完美，而是完整。人的一生無論如何絢爛，終有離開的一天；我希望在這一天來臨的時候，能用充滿感激的心對自己說：「我沒有遺憾！」這就是「善終」——生命最完整狀態。

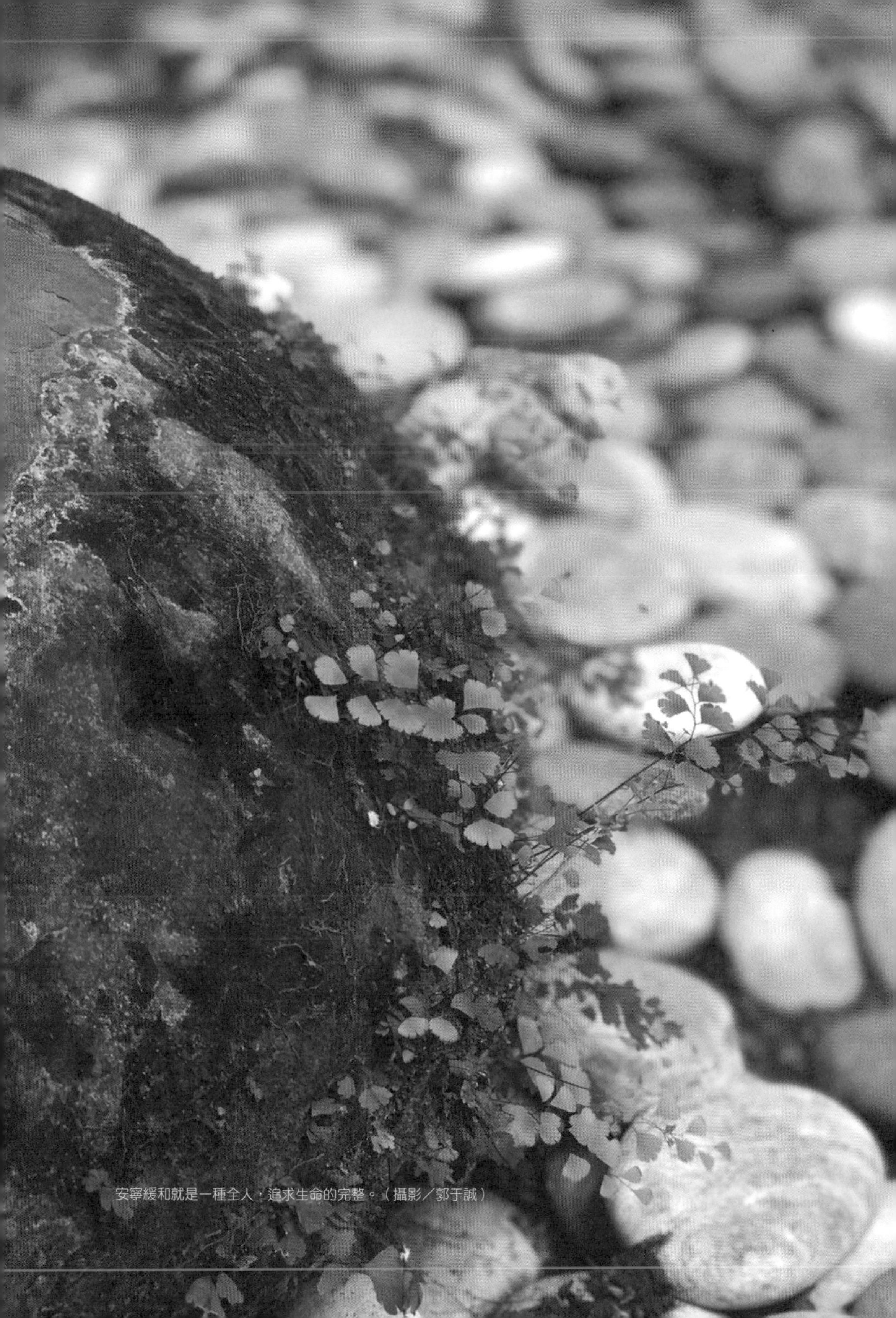

安寧緩和就是一種全人，追求生命的完整。（攝影／郭于誠）

CHAPTER

5

悲傷輔導

心靈OK繃，安撫家人心中的傷

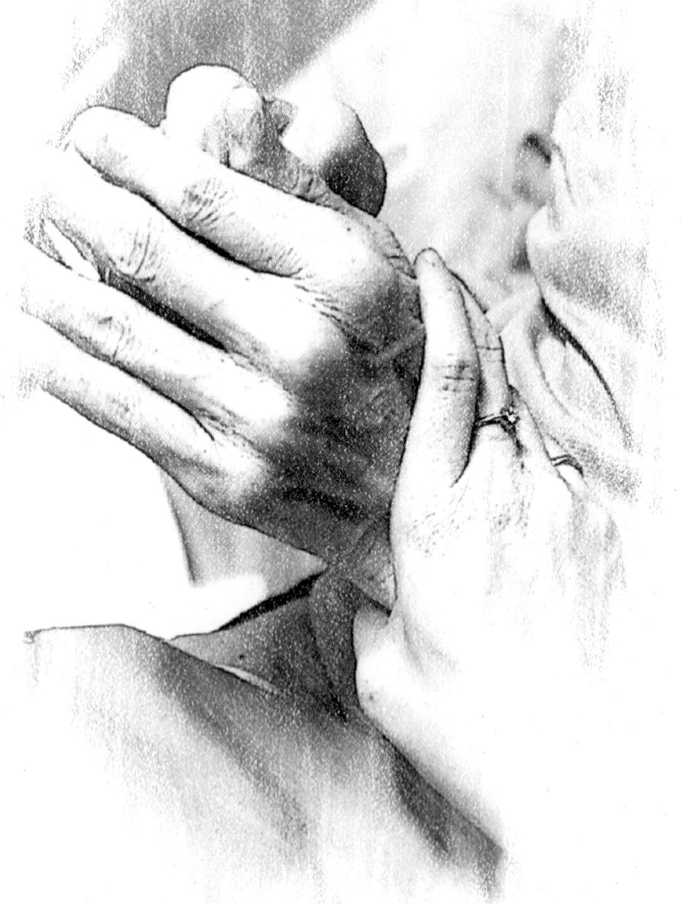

當不知道該說什麼安慰患者的時候，只需要握著他的手、溫暖陪伴就可以了。（攝影／郭于誠）

什麼是「悲傷」？看著電視劇裡的演員哭得死去活來，我們可以知道他（她）很悲傷。不過，我們很少去問：「悲傷一定要哭得死去活來嗎？」當一個人處在悲傷狀態卻不展現出情緒的時候，會是什麼樣子？讀者可以看看這個篇章的故事思考看看。

（編註：病患家屬、病患兒子、病患太太於本書中標示為家屬、兒子、太太。郭醫師於本書中標示為我。）

案例45

等一下就回來了

醫院門口，人來人往，我看見一個熟悉的身影。

我：咦？阿伯，好久不見了，你怎麼坐在這裡？

阿伯：郭醫師好，我在等我老婆。

我：你老婆？我記得你老婆不是在兩年前就已經過世了嗎？

阿伯：是啊，她往生的時候，你在場啊！

我：那你怎麼說你在等她呢？

阿伯：郭醫師，你知道我現在坐的這張長椅子嗎？

我：這張長椅子……很好啊！怎麼了嗎？

阿伯：我老婆往生前的那個月，我們天天坐在這裡看走來走去的人。所以，我坐在這裡，就好像我老婆還活著，她只是去辦點事情，等一下就回來了。

（我說不出話來。）

阿伯：郭醫師，你要去哪裡？

我　：哦……我要幫一個病人治療，我要進去了，再見！

阿伯：好，再見！

我試著代入角色，體會「阿伯，你怎麼坐在這裡？」的心情。（攝影／李品蓁）

郭醫師小教室

我當時經驗不足，不知道阿伯到底在等什麼？只覺得他在期待一個根本不可能出現的奇蹟。等到有一點閱歷後，我才知道原來這是一種「創傷症候群」。阿伯一直沒能從失去老婆的悲傷中走出來，而將自己鎖在一個只有他知道的世界中。

他需要悲傷輔導、需要有人從旁協助使他重新回到人群。他跟我的對話其實是在求救，可惜我當時對悲傷輔導涉獵不深，沒能力而無法及時伸出援手。

現在回想起來，實在很愧疚。

案例46 他吃東西了

一位碩士班的年輕人因罹患肝癌而赴大陸換肝。

他的媽媽不放棄任何希望，將兒子帶至醫院求診，而我剛好是當晚的值班醫師。晚上九點，電話響起……。

我：喂，我是郭醫師。

護理師：郭醫師嗎？不好意思，又要麻煩你了，剛剛XX床病人的媽媽又要求你去看一下她兒子，你可以過去看看嗎？

我：什麼？怎麼又是她？我這個晚上已經去看過好幾次了，她的兒子已經全身轉移，光是兩邊的肺就有上百顆密密麻麻的腫瘤了。我真的能說的都說了，該給的也都給了。她根本不該帶他去換肝的，我看了他的病歷，換肝前就已經有轉移，換肝一定失敗，甚至會加速擴散，這個決定根本從一開始就是錯的！

護理師：郭醫師，我知道，可是她還是跑到護理站來要求你過去，你可以過去看一下嗎？

（我看著滿桌要打的病歷嘆氣。）

我　：能不過去嗎？唉，好啦，等我一下。

護理師：謝謝郭醫師！

＊＊＊＊

到了病房。

家屬：郭醫師，太好了，你來了！我想問你，他剛剛的血壓從一百二十掉到一百一十，請問這是什麼意思？

我　：這只是正常的變化而已，沒關係。

家屬：那他剛剛心跳從六十跳到七十，快了一點點，這樣可以嗎？

我　：這也是正常的變化，沒關係；我教妳，妳看這個血氧濃度，只要維持在九十八到一百，應該就沒關係。

家屬：喔，好的，我知道了。

我：可是我還是要跟妳說，他隨時會離開，可能就是今天晚上，妳有做好心理準備嗎？

家屬：我知道，你有說過。那我再請問一下，我熬的這個粥可以給他吃嗎？他已經這樣昏迷不醒好幾天了，都沒吃東西，這樣怎麼行？

（我心想這位媽媽顯然沒有在聽。）

我：他應該吃不下，就算吃得下，也消化不了。

家屬：郭醫師，你有沒有什麼方法？這是他最喜歡吃的粥。

我：我沒辦法，如果沒事的話，我先離開了。

（病患母親抱著粥，牽著兒子的手。）

＊＊＊＊

凌晨一點，電話響起。

我：喂，我是郭醫師。

護理師：郭醫師嗎？不好意思，又要麻煩你了，剛剛ＸＸ床病人的媽媽又要求你去看一下他兒子了，你可以過去看看嗎？

（我看看手機的時間，有點小小的不高興了。）

我：這次又是什麼問題？妳知道現在幾點嗎？

護理師：我知道，她說她兒子醒過來了，奇蹟出現了，你趕快過來！

我：（驚訝）她兒子醒過來了？這怎麼可能？我馬上過去！

（到了病房，病患家屬看見我，情緒滿是激動。）

家屬：（驚喜）郭醫師，你快點看，他醒了，他醒了！

我：（驚訝）真的醒了！我第一次遇到這種事！

家屬：（開心）對呀！對呀，奇蹟出現了！而且他剛剛把粥都吃完了，你看，都空了！郭醫師，謝謝你們團隊，都是你們的功勞！

我：（心虛）我其實沒做什麼……。

家屬：（開心）真的謝謝你們團隊，今天是我這幾天來最開心的一天！

我：別這麼說，開心就好，如果沒別的事，我就不打擾了，晚安！

家屬：（開心）晚安，郭醫師。

＊＊＊＊

我心想：這下子，應該可以好好睡一覺了。然而，清晨六點，電話再度響起，劃破了寧靜！

我：喂，我是郭醫師。

護理師：郭醫師，你趕快過來，病人心跳快停了！

我：（驚醒）什麼？！不是已經醒了嗎？而且不是把粥都吃完了？

護理師：我不知道，本來還很清醒，後來突然不到幾分鐘就陷入昏迷，然後血壓就量不到了！

我：好，我立刻到，妳先等我。

（到了病房，病患家屬臉上充滿惶恐。）

家屬：郭醫師，你來了，我兒子怎麼了？剛剛還好好的，怎麼突然……？

我：我看看。

家屬：怎麼樣了？

我：他走了，已經沒有呼吸、心跳和血壓了。

（病患母親沉默不語。）

我：有什麼需要我幫忙的嗎？

家屬：謝謝你，郭醫師，讓我陪陪我兒子就好了，謝謝你。

我：好，那我不打擾了，有需要再叫我。

我離去前回頭看了病患母親一眼，只見她沒有哭，眼睛眨也不眨地望著兒子，手緊緊牽著兒子的手，一句話也沒有說。該說些什麼嗎？直覺告訴我應該說，可是卻說不出口，不知道該說什麼；如果做點什麼，她會不會好過一些？我不知道……。

郭醫師小教室

幾年之後，我的心在承載了許多悲傷與失落的故事後，才慢慢體悟原來這也是一種悲傷。

「病患家屬需要一點時間與空間」消化心裡的傷，如同故事中的母視在歷經了孩子甦醒、吃下她親手煮的粥一般，或許改變不了孩子最終會離開的事實，但相信在多年之後，她回想起那一口又一口親手餵孩子吃的粥，內心也會像那碗粥一般，只有思念，沒有遺憾。

讀到這裡，相信讀者應該對悲傷有了初步的理解。但是這並不代表知道如何面對與處理悲傷，請繼續閱讀下面的故事。

醫學教室

瑞士裔美國精神病理學家Elisabeth Kübler-Ross在1969年提出「悲傷五階段」，她將人們對悲傷的反應分成五個獨立階段，這些階段不一定會按順序發生，悲傷者也不一定會經歷到每個階段。

先認識「悲傷五階段」：

1.否認：「不可能，這一定是搞錯了！」「怎麼可能是我？我從來沒生過病啊！」「我從來沒用過健保卡啊！」——這是一種自然的防衛機制，無法相信也不願意面對殘酷的事實。

2.憤怒：「為什麼是我？我到底做錯什麼了？」「這太不公平了！」「我這麼虔誠，老天爺為什麼不保佑我？」——得不到答案時，悲傷的衝擊會使人感到憤怒，會想找到一個咎責的對象或理由。

3.討價還價：「寧願生病的人是我，請讓他好起來！」「只要他能好起來，我什麼都願意做。」「再給我幾年時間，讓我能夠看到孩子長大就好。」——即便知道無法挽回，也試著向上天祈求並商討。

4.沮喪：「我不想活了，活著也沒意思了！」「都不重要了，反正都要死了。」——體會到事實無法改變時，會開始變得消沉、脆弱、無望，有些人甚至會走不出傷痛而選擇結束生命。

5.接受：「好吧！既然事實無法改變，至少要把接下來的事辦好吧！」「日子還是得過下去，把自己照顧好就是最好的回報。」——當體悟到人生無常、不需要把自己困在悲傷的死胡同時，便學會試著放下、重新出發。

認識了這五個階段後，我想請讀者思考，有沒有第六個及第七階段？我自己的答案是：有！後面再聊。

案例47

把女兒還給我

婆婆與獨生女相依為命，
女兒確診罹患乳癌時癌細胞時已擴散至全身。

無奈女兒到院後不久即往生，婆婆一直無法走出悲傷。雖然女兒已過世三年，但是每年只要到了這一天，婆婆就會打電話到醫院來找我。

護理師：郭醫師，請你接一下二線，婆婆又打電話來了，她指名找你，你可以接一下嗎？

（我看了一下日期，原來是這一天又到了！）

我　：婆婆嗎？時間過得好快，又一年過去了。好的，我來接。

（接電話……）

我：喂！是婆婆嗎？我是郭醫師。

家屬：（哭）郭醫師，我不甘心啊！為什麼是我那可憐的女兒？我做錯什麼事？我女兒又做錯什麼事？老天爺為什麼要這樣懲罰我們啊！

我：婆婆，妳別難過了，聽我說，妳盡力了，我們大家都盡力了。

家屬：（哭）我不知道我女兒做錯什麼事？如果真的做錯了，跟我說，我會罵她，這樣就好了啊！老天爺為什麼要這樣對待我們？你告訴我好不好？我求你，你一定知道對不對？

我：婆婆，我不知道老天爺為什麼要這麼做，不過我知道你們沒有做錯什麼事，妳真的盡力了。

家屬：（哭）如果我沒有做錯的話，那你可以跟老天爺拜託把女兒還給我嗎？

我：婆婆，這我沒辦法，妳女兒已經過世了，很遺憾我做不到。

家屬：（哭）郭醫師，我不甘心啊！我做錯什麼？我女兒又做錯什麼？老天爺為什麼要這樣？

家屬就這樣一直哭、一直哭，直到哭累了才掛斷電話……。

郭醫師小教室

在這個階段，我已能隱約理解這就是「悲傷」，一種終生無法彌補的遺憾。

我永遠不會忘記，兒子剛出生一個月就因為噴射性嘔吐輾轉奔波於各醫院間，起初沒能立即診斷，待確診為「胃幽門狹窄」時已處於脫水狀態，緊急動手術病情稍穩定不久後，就立刻因傷口感染而再次動刀、住進加護病房。

當時我剛當爸爸，同時準備專科醫師考試，正逢人生重要時刻，面對這樣的打擊我也同樣困惑：「為什麼是我？為什麼是我的兒子？老天爺在跟我開玩笑嗎？不！一定是我做錯了什麼、不小心得罪了神明！如果可以重來的話，換我生病好不好？」我的無助和悲傷想必和故事中的婆婆是一樣的。

雖然當時我已經明白「悲傷五階段」的道理，也能理解那種心情，但是我一樣做不了什麼事。婆婆就一直在電話那一端哭泣，而我僅能在電話這一端聽她哭泣，直到累了把電話掛斷為止。

這種悲傷和痛，沒經歷過的人很難體會。我選擇傾聽，但心裡不斷自問：「難道只能這樣？」「我能不能做得更多？讓婆婆好過些？」

於是「避免婆婆的遭遇再次出現」漸漸成為了我行醫的重要目標——我必須了解如何協助病人與家屬面對悲傷、與悲傷共處，這些事至關重要！

案例48 過不了的關

傍晚我剛下班，經過急診，後面有人叫住了我……。

Part 1

女兒：請問你是郭醫師嗎？

我：（回頭）妳是？啊，我想起來了，妳是張先生的女兒，半年不見了，妳怎麼會在這裡？

（張先生是我之前照顧過的病人，半年前往生了。）

女兒：郭醫師，實不相瞞，這次換我媽媽了。她剛被診斷為惡性腦瘤而且無法手術，今天下午突然在家昏迷，我們趕快把媽媽送到這裡來治療……我哥哥在那裡（轉頭對著病患大兒子喊話），哥，郭醫師來了！

兒子：（驚訝）郭醫師？你怎麼知道我們在這裡？

我　：你好，好久不見了！我只是下班剛好經過碰到你們，有什麼需要我幫忙的嗎？

兒子開始痛哭，哭聲把我拉回半年前的往事中。

＊＊＊＊

張先生當時在外院被診斷為口腔癌術後復發，腫瘤生長速度極快；該院醫師告知狀況不佳，然而病患兒子不接受這個解釋，堅持要積極治療並將張先生送到我們醫院。

送到醫院時，張先生的氣管被急速長大的腫瘤壓迫，只能不斷張口呼吸、全身冒著冷汗、虛弱到一句話都說不出來。我的直覺告訴我病人隨時會往生，但是家屬毫無心理準備。

「我一定要做點什麼，不然病人往生後，家屬一定會陷入絕望的悲傷與自責當中。」於是我開始將想法化為行動，不斷地與家屬溝通、輔導，可惜沒有成功。張先生在一週後過世，兒子癱在病床邊痛哭、發洩不滿的情緒，所有護理人員都不敢靠近，只剩下我一個人站在病床邊。

＊＊＊＊

思緒再度回到現在。

兒子：（痛哭）郭醫師，我實在很不想再進到你們醫院、我最不想遇到的人就是你，看到你就想到我爸爸往生那一天的樣子，我的心就好痛，實在太痛了！

我　：真的很抱歉，我們當時真的都盡力了。

兒子：（痛哭）我好不容易才剛從失去爸爸的情緒中恢復過來，沒想到馬上換媽媽得這種病，叫我要怎麼接受？然後還讓我遇到你！

女兒：哥，你不能這樣說郭醫師啦！這不是郭醫師的錯，他已經很幫我們了，那是爸爸的命啊！媽媽現在的病也不是郭醫師害的。（轉頭對著我說話）郭醫師你不要生氣，我哥哥不是故意的，他只是還沒接受事實而已。我記得當時你有一直提醒我們爸爸時間不多、要做好心理準備，是我們自己還抱著奇蹟會發生的期待才變成這樣，你已經盡力幫忙了。我前幾天也有跟哥說，要不要帶媽媽來找你？可是他很猶豫，他過不了自己那一關。

我　：沒有關係，我知道，我沒有生氣，這或許是老天爺的安排，安排你們和我相遇。

兒子：（哭）真的嗎？

我　：是啊，我想請求你們一件事，不知道你們的意見如何？

兒子：（哭）什麼事？

我：令堂的病很嚴重，我也不一定有把握醫治。不過，如果你們願意相信我的話，是否讓她到我的病房住院、讓我來幫你們？

兒子：（哭）真的嗎？你真的願意幫我媽媽治療？

我：（點頭）是的，我知道這是一個艱難的挑戰；如果還有機會的話，我願意像當初照顧令尊一樣地照顧令堂，也願意幫助你們所有的人。

兒子：（痛哭）好、好、好，我願意！

女兒：（哭）謝謝郭醫師願意幫我媽媽。

郭醫師小教室

病患在住院後，檢查確定病情已進入末期階段，我與家屬開了幾次家庭會議，醫療團隊同時給予悲傷情緒的輔導，再加上半年前父親的抗癌經歷給了家屬一些經驗，所有人很快決定讓媽媽接受安寧緩和治療，不讓最愛的媽媽經歷和爸爸一樣的痛苦。

於是，等病患症狀穩定之後，醫療團隊安排病患接受安寧居家照護，我則不定期帶著團隊到病患家中給予照顧與心理支持輔導。幾個月後，病患雖然無可避免地離世，不過這段時間都待在家中休息、情緒很平靜，家人雖然難過與不捨，但是我看得出來大家沒有遺憾。

案例48

愛不滅，學會珍惜

喪禮辦完後，病患的女兒到門診拜訪我。

Part 2

女兒：早安！郭醫師，我來看你了！

我　：早安，你們家人都還好嗎？

女兒：大家都很好！我哥雖然很難過，但他還是很冷靜地把所有事情辦得很妥當。他可以理解你跟他說的「善終」的意思了，雖然捨不得，但是要放手、讓媽媽走得沒有痛苦、讓大家心中沒有愧疚和遺憾！

我　：很高興聽到你們有這樣的轉變，這就值得了。

女兒：（笑）我要送你一個禮物，你一定要收，因為我要嫁人了！

我　：（大喜）真是恭喜妳了，這個禮物我當然要收！

女兒：（笑）謝謝郭醫師。

郭醫師小教室

哀傷和失落是一種很不舒服的感受。尤其是男性，在社會化的過程中習慣壓抑自己對情緒的感受，然而這些情緒經常會轉化成另一種形式來表現，例如：憤怒、憂鬱、反向、身體不舒服等。

故事中的兒子在父親生病時經歷了無能為力的過程，使他在父親死亡後出現非預期性的失落，因而產生憤怒和極大的悲傷，所以在同樣情境下再次與我相見時，才會瞬間湧現憤慨的情緒。

然而再次經歷時，他們豁然頓悟——這時應該將治療目標放在改善生活品質的安寧緩和醫療，把握珍惜彼此及相處時光的機會。

瞧！故事中的女兒帶著花和水果開心地來看我時，可以明顯看出在接受「悲傷輔導」後，悲傷、創傷症候群、失親的陰影，都離她遠去，所以能順利迎接下一段人生。

悲傷讓人非常難受，但這是正常的情緒，不要覺得罪惡感或丟臉，要學會理解、接受它。若是情緒過大超過自己能負荷的程度時，請記得一定要尋求專業的諮詢與輔導，儘早處理可以避免更大的憾事發生。

案例49

我們一起面對

病患結束了療程並回診看相關報告。

Part 1

病患：郭醫師，我的報告如何？H醫師沒有說得很詳細，我一直不清楚我目前的狀況，你可以告訴我嗎？

我　：好。妳脖子的腫瘤在放射治療過後縮小了，但是肚子沒做放射治療的腫瘤變大了。這表示放射線治療對妳的腫瘤應該是有幫助的，而我也正在考慮要不要針對變大的部分幫妳的忙，只不過……。

病患：只不過什麼？

我　：如果真的要用放射線治療妳肚子的腫瘤，周圍的腸子也會受到照射，再加上妳還在接受化療中，可能會有比較大的副作用產生，我不知道妳是否能承受得住？

病患：那你還有什麼更好的建議嗎？

我：（感到為難）其實我沒有更好的建議，真的很抱歉。

病患：不，這不是你的責任。其實我媽媽現在跟我得一樣的病，都是我在照顧她，這種情形我了解。

我：（驚訝）啊？妳媽媽也跟妳一樣在接受治療？而妳自己是病患卻還要照顧她？真的非常抱歉，我完全不知道這件事。

病患：我很少跟其他人說，我媽媽也是H醫師的病人。可能是因為我媽媽年紀大了或是病已經很嚴重了，所以H醫師沒有讓我媽媽來找你治療。

我：（難過）那妳自己還好嗎？會不會覺得壓力很大？

病患：我還好，只是有時候不清楚我自己和媽媽的狀況，不知道該怎麼做決定？H醫師從來不會跟我說得這麼詳細，我只能問你。

我：我想，H醫師也是考量妳的狀況所以才不敢跟妳說太多，怕妳承受不住。我和他用的方式不太一樣，但目的都是希望幫助妳。

病患：這個我知道，謝謝你們。

我：如果妳同意接受第二次療程，我打算先幫妳抽血驗腫瘤指數，為以後的療效評估做準備。

病患：（苦笑）好。H醫師大概是怕數字難看，所以很久沒抽了。

我　：這的確很重要，所以我先跟妳解釋一下。如果報告很漂亮，那恭喜妳；如果結果很難看，我們就共同面對，這樣好嗎？

病患：（苦笑）好！郭醫師這麼說，我願意抽血，也願意接受第二療程。

我　：好，我開始幫妳準備。除了妳媽媽的問題之外，妳也要好好保重！

病患：謝謝郭醫師，我會的！

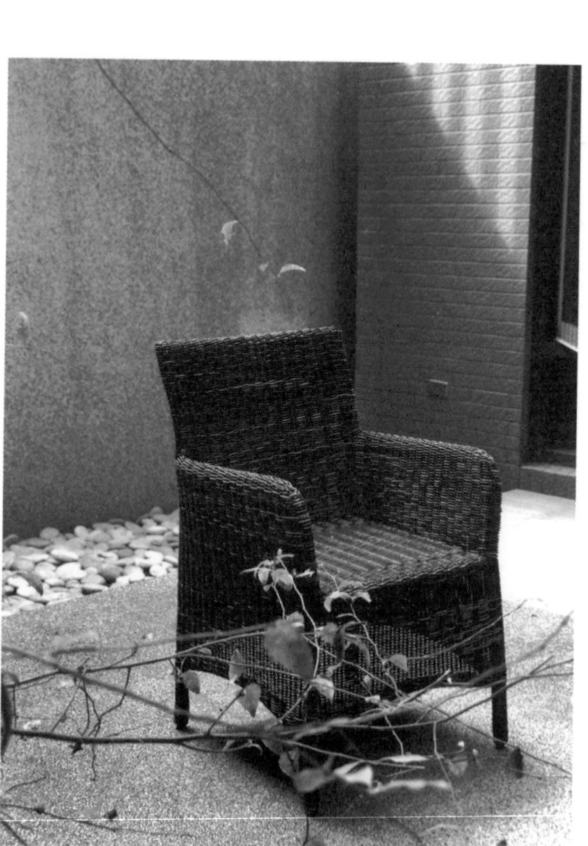

媽媽不在了，沒想到心會這麼痛……。（攝影／郭于誠）

案例49

陷入悲傷的泥沼

第二次療程的最後一天，病患回診。

我：嗨！今天是最後一天了，妳還好嗎？

病患：（神情恍惚）我很不好，不知道能不能撐下去？我不想治療了……。

我：慢慢講，妳哪裡不舒服嗎？是因為副作用太強，讓妳撐不下去嗎？

病患：不是，副作用還可以承受，而是我媽媽走了。

我：啊？是什麼時候的事？

病患：兩週前，後事都辦好了。

我：很抱歉聽到這個壞消息。

病患：（落淚）沒關係，其實我早有心理準備，只是不知道心會這麼痛！

我：妳怕自己跟她一樣嗎？

病患：（搖頭）不是，我不怕。以前媽媽還在的時候，雖然我們兩個都生病，但是至少天天都能看到對方，現在是完全看不到了！我在辦後事的時候還沒有這種感覺，辦完以後才發現生活步調、模式都和以前不一樣了，我不知道心會這麼痛，我怕自己承受不了！

我：我幫妳找腫瘤心理師幫忙好不好？

病患：腫瘤心理師？有這個必要嗎？

我：（點頭）妳目前陷入悲傷當中，需要悲傷輔導。我曾經有病人家屬跟妳一樣走不出悲傷，每年到她女兒忌日那天就會打電話到醫院找我說話，我知道她走不出來；妳本身既是病人又是家屬，這兩種身分讓妳身心受到很大的煎熬。妳願意試試看嗎？

病患：我願意，麻煩郭醫師幫我安排。

我：好，這個交給我。順便跟妳說一個好消息，腫瘤指數下降了，這代表妳接受的治療應該是發揮效果了！

病患：太好了，如果又是壞消息的話，我怕自己真的承受不了……。

我：我們一起用平常心來面對，好嗎？

病患：好。謝謝郭醫師。

我：應該的，希望妳儘快走出悲傷。

案例49

讓「悲傷輔導」拉你一把

一週後，電話響起。

我：喂，我是郭醫師。

心理師：郭醫師好，我是X心理師，想跟你報告上次那位個案的心理輔導狀況。

我：好，謝謝你，請說。

心理師：個案因為媽媽過世失去了依靠，導致情緒出現悲傷，她一開始接受輔導的時候不太願意表露真正的心情，同時對於醫療端一直沒有針對媽媽的病情變化做清楚的解釋表示沮喪。

我：所以你也認為她處於悲傷時期，需要適時的悲傷輔導對嗎？

心理師：嗯，我希望進一步幫她安排單獨面談，必要時安排團體治療，不知道郭醫師同不同意？

第四階段：悲傷輔導——轉化為正能量

我　：我完全同意、支持你這麼做，你現在對她而言比我還重要！

心理師：不要這麼說，我們都很重要！不過，我要跟郭醫師先告知，悲傷輔導不是馬上就有效的，可能需要很長的時間，這樣可以嗎？

我　：我同意，我也有跟她說悲傷輔導需要時間，她知道。

心理師：好，那麼後面就交給我來安排，有後續進展我再跟郭醫師報告。

我　：謝謝你，保持聯絡！

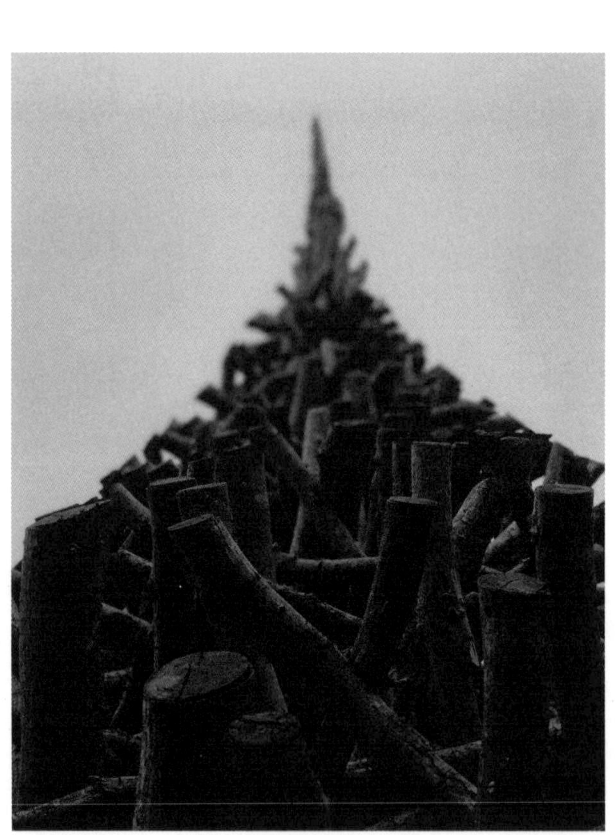

行善的最高境界不是「施捨」，而是「引路」，這就是「全人」的核心！（攝影／郭睿紘）

案例49

好好活下去！

懷念爸媽有很多種方法，最好的一種就是把自己照顧好。

Part 4

病患：郭醫師早，我回來看報告。

我　：早，好久不見了，妳這幾個月過得還好嗎？

病患：謝謝郭醫師的關心，我自己摸脖子確實有感覺到腫瘤縮小許多，可是肚子常常會痛，我很怕是不是肚子的腫瘤又變大了？

我　：我看了妳的檢查報告，應該是放射治療和化療合併的副作用造成的，妳需要休息才會改善。

病患：那就好，這樣我比較放心了。

我　：換我問妳，妳現在對於媽媽過世的事有沒有比較釋懷了呢？

病患：（點頭）有，謝謝郭醫師當時的幫忙，我和心理師談過之後就感覺壓力釋放了許多！

我：那很好呀！

病患：（點頭）而且我後來還有更深的體悟。

我：什麼體悟呢？

病患：雖然我捨不得媽媽，可是如果媽媽還在身邊，我相信她一定不希望我變成失魂落魄的樣子。

我：（點頭）沒錯！

病患：然後我就想通了，懷念我爸媽有很多種方式，最好的方式就是「把自己照顧好」，讓他們不用替我擔心，所以我現在很希望「好好活下去」，這就是對他們最好的回報。

我：（驚嘆）沒想到妳的體悟這麼深！浴火重生了耶！

病患：（笑）哪有，都是你和心理師的功勞，不然我現在不知道變成什麼樣了。

我：（笑）太好了，那我們繼續來討論該怎麼讓妳「好好活下去」吧！

病患：（笑）謝謝郭醫師！

我常常說醫生是人不是神，醫生就是盡人事、聽天命，然後順其自然。還記得我在第二篇章說過「真正的順其自然是竭盡所能之後的不強求，而非兩手一攤的不作為」嗎？有時候，不經意的一句話、一個動作可以拯救一個人（無論是病患或家屬），讓他們有勇氣面對接下來的人生⋯⋯。

郭醫師小教室

讀到這裡時，讀者是否願意與我一起重新認識悲傷？其實悲傷是一種愛的形式，它不是一種病，不需要被治療，也不需要被隱藏。我在前面有提到悲傷是一種終生無法彌補的遺憾、也有問到大家有沒有悲傷第六階段？我自己的體悟是有的，就像故事中的主角一樣，浴火重生的「好好活下去」。

悲傷需要被理解、被認同、被表達、被接受；悲傷的人則需要被陪伴。我自己經由輔導案例的過程中也獲得許多成長，從原本的沒有經驗、束手無策，到能夠適當介入，再到能適時發揮「悲傷輔導」（其實我更喜歡用「悲傷陪伴」這個詞）的作用——協助病患（或逝者）與家屬處理臨終過程中所產生的各種情緒困擾，並協助完成願望清單，幫助家屬重拾正常生活的能力。

過程中，應儘量避免對沈浸在悲傷的人說籠統的「安慰」，如「活在當下」「加油，你可以的」「你會變好的」「別難過了，人生的道路還很長」等，這些話可能帶來錯誤的期待等反效果。

如果真的不知道該如何反應，有時握住對方的手、一個真誠的擁抱，都可以讓悲傷的人感受到你的關心。當然若是可以轉介給專業的諮商心理師來輔導，我相信效果會更好。

CHAPTER

6

學習與傳承

——感恩、珍惜，繼往開來

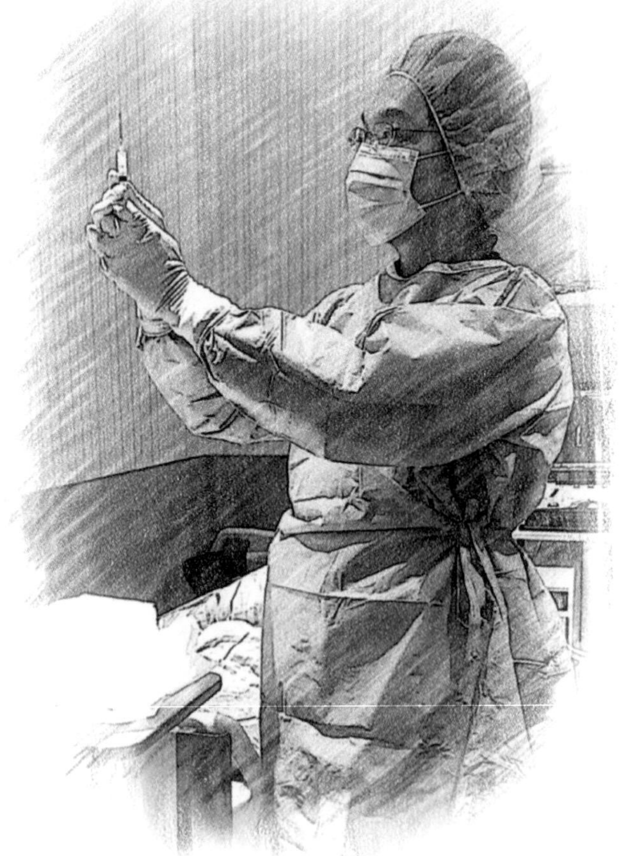

我正準備幫病患施打細胞治療。

終於來到最後一個篇章了，這個篇章整合了前面篇章的內容，具承先啟後的用意。台灣的醫療水平舉世聞名，這與優秀的醫療人才培育息息相關，但多數人看到的是結果，對於台灣究竟如何培養出這麼多優秀的人才充滿好奇與不解。我想在這個篇章中跟讀者談談台灣醫師的養成。

在台灣，成為一位醫師要經過幾個階段：首先就是考進醫學院的醫學系或學士後醫學系，這段求學時期又分成在學校修課以及在醫院見習（此時稱為「見習醫師」，還只是學生，不能算是醫師）兩個階段；畢業後並通過醫師國家考試才能正式進入醫院擔任醫師並執行醫療行為。

剛進入醫院的年輕醫師對於如何成為「好醫師」仍很懵懂，因此需接受為期兩年的「畢業後一般醫學訓練」（Post-Graduate Year Training；簡稱 PGY 訓練），使他們成為以全人醫療為核心價值的醫師。待 PGY 訓練結束後，可選擇至未來想發展的專科，或繼續深造次專科。

除了制式規定之外，「師徒制」的精神亦功不可沒！師父手把手地將寶貴經驗傳承給徒弟；徒弟將其發揚光大，再傳承給徒孫；一代傳一代！每一位名醫都曾經是新手，難免心高氣傲、不服輸、不妥協，經過時間的磨練，才慢慢成為獨當一面的醫師。

在這個篇章中，我想要和讀者分享自己如何從常常被唸的菜鳥醫師漸漸能夠獨當一面、再負起傳承之責的過程。再強調，這是我個人的經驗與心得，不能代表所有的醫師喔！

（編註：病患家屬、病患兒子、病患太太於本書中標示為家屬、兒子、太太。郭醫師於本書中標示為我。）

案例50

要讀書

我剛從外科轉換跑道到放射腫瘤科擔任住院醫師時，有一次主任來查房。

主任：哎唷！郭醫師，你怎麼會給癌症末期的病人用Demerol呢？

我：這個不行嗎？我以前在外科的時候，只要病人會痛都是給Demerol啊？

主任：不行啦！Demerol會成癮而且很短效，不適合癌症末期的疼痛控制。癌症末期的疼痛控制需要用長效、比較不會有成癮副作用的藥，你可以從輕度止痛藥NSAID開始，慢慢加到中度止痛藥Ultracet以及管制等級的強度止痛藥如Tramadol、嗎啡才對呀！

我：嗎啡？我以前在外科時期沒人教我用過嗎啡，我從來沒有用過啊……。

主任：你要知道你現在是在一個以癌症為主的科別，你以前有沒有去「安寧病房」實習過？

我　：安寧病房？我在學生時代還沒有「安寧病房」的設置。

主任：這樣喔……。好，這樣不能怪你。跟我來，你把這本書好好讀完，所有癌症病人的疼痛控制都寫在這裡面。下次如果再讓我看到你用Demerol控制癌症痛，你就不用再學了，知道嗎？

我　：好，謝謝主任，我回去會好好讀完這本書。

（註：感謝葉啟源主任。）

郭醫師小教室

主任查完房離開後，我拿著書，思緒回到3年前，我剛踏入醫院時曾照顧過的一位末期病人。病患痛到整天躺在病床上呻吟，家屬每天無奈地坐在她身邊、束手無策。每次查房經過她時，唯一的藥囑就是Demerol，那是一個安寧緩和醫療概念尚未普及的時代，多數醫師與護理人員對於安寧緩和醫療是陌生的，醫院的安寧病房還是改建我實習時的宿舍才設立，並不是故意要折磨那位病患。

如果我那時知道有這些藥物可以用的話，結果會不會有所不同呢？當時我不知道答案……現在知道了！

對不起，阿嬤，讓您受折騰了。

醫學教室

「疼痛」常伴隨著癌症而來，這種疼痛絕非一般疼痛所能比擬，病人常形容：沒完沒了的痛、痛到不想活了，沒痛過的人實在難以想像。

癌症疼痛的狀況很複雜，通常不會只有一個部位或一種類型的疼痛，經常是混合體感性疼痛（一般的皮肉筋骨痛）、內臟性疼痛、神經性疼痛，若沒有控制好，折磨的不只是病人的身體，還包括心理，容易出現憂鬱、焦慮、恐慌、憤怒等情緒，嚴重時影響生活品質，甚至導致治療中斷。

所以千萬別忍痛，忍痛不代表勇敢、對外人表達疼痛也不代表懦弱，積極地面對並解決癌症痛才是最好的選擇。

首先，醫護人員會依據世界衛生組織的建議使用「疼痛分數表」（分十級，最痛是10分）來評估病患的疼痛等級，接著再根據分數來調配適當的藥品。癌症疼痛控制的藥大致可分成三大類：

- 非鴉片類止痛藥：可紓緩輕、中度疼痛，常見藥品為acetaminophen、非類固醇消炎止痛劑（NSAIDs）。具有「天花板效應」（ceiling effect），使用到相當劑量後，增加劑量也無法提升止痛效果。
- 鴉片類止痛藥：適用於急性和持續性的中重度疼痛，是癌症病患最常使用、最有效的止痛藥，可分為弱效性與強效性；隨著劑量越高，止痛效果越強。現在還有方便的「嗎啡貼片」，貼一片的止痛效果可持續2到3天，可免去吞藥的辛苦。
- 輔助型藥物：不是止痛藥，與鴉片類止痛藥併用可增加止痛效果，還可減少劑量、降低副作用。臨床上最常使用的輔助型藥物包括：抗憂鬱劑、抗焦慮劑、抗癲癇藥物、皮質類固醇、雙磷酸鹽類藥物、中樞刺激劑。

此外，使用止痛藥必須掌握三項重要原則：

從輕到重分階段使用：從第一階段用藥開始（非鴉片類止痛藥）。第二階段則是第一階段藥物加上弱鴉片類藥物合併使用。若止痛效果仍不夠，就需進入第三階段用藥，先使用弱鴉片類（如tramadol），若效果還是不佳，就得用到強鴉片類，如嗎啡（morphine）。第四階段就是嘗試侵入性止痛法——神經阻斷術，減少前三階段止痛藥的使用，以減少毒性及副作用。

- 儘量控制疼痛不發生：癌症病患的疼痛通常會持續不斷，甚至越來越嚴重，所以癌症止痛給藥時間都是固定的，以適當維持病人血中鴉片類止痛藥的濃度。目的在提高病患的疼痛閥值、減少對痛覺的敏銳度，才能使病患維持在不痛的狀態，而不是等到痛了才給藥。原則上以能夠緩解疼痛為準。
- 釐清適應症：Demerol是嗎啡類止痛藥，屬第二級「管制藥品」。優點是，止痛效果好、速度快，臨床上主要用於短期的止痛，但必須審慎評估病患的疼痛情形後再給藥。缺點是，具高度成癮性，可能引發「戒斷症候群」，不宜長期使用，故不適合用於癌症引起的疼痛。
- 醫師在臨床用藥上會參考「美國國家綜合癌症網絡」指引（NCCN guideline），根據疼痛診斷、合併症、藥物交互作用風險，選擇最適合病人的藥物。

讀者若想了解更多關於癌症疼痛的正確處理原則，也可以上網聯結此網址https://tcog.nhri.org.tw/wp-content/uploads/2020/05/96pain.pdf。我相信若能遵循這些原則與指引，估計70～90%的癌症疼痛可獲得安全、有效的控制。

案例51

不能只讀書

事情有輕重緩急，越生氣的時候就越要冷靜，有時事實跟你原本想的不一樣！

這天與主任共進午餐。

主任：你最近有沒有在學習上遇到什麼問題？

我：有！主任，我對於你上次在所有人面前痛罵我的理由感到很委屈。

主任：疑？好，我聽聽你的看法。

我：（不服）你還記得上次一位攝護腺癌的病人因為休克被送到急診的事嗎？當時會診的內科總醫師根本還沒清楚了解病人的狀況，就直接跟急診科醫師下結論——這是放射治療造成的併發症，看都不看就要我們負責，直接拒收！我看不過去，就為了病人的權益和那位醫師當場吵了起來；你後來知道了，不但沒有挺我和幫自己的科部說幾句公道話，反而把我罵了一頓，我很不平！我不是在幫病人爭取權益嗎？

我不是在捍衛放射腫瘤科的立場嗎？我哪裡做錯了？

主任：你當時的判斷沒有錯，這個病人當時的情形確實跟放射治療無關，不是放射治療造成的併發症，我生氣的原因不是這個，而是你本末倒置，書讀那麼多卻不懂得輕重緩急，那是不行的。

我：本末倒置？如果我的診斷沒有錯，那怎麼會是本末倒置呢？這個病人得的是肺炎，只是剛好正在接受攝護腺癌的放射治療，他應該立即接受的是肺炎的治療，收到我們病房對這位病人反而不恰當，不是嗎？

主任：這個病人的確是肺炎，而且呼吸很困難，隨時都有生命危險；不管是不是你的專業，你都已經是他的醫生，他願意把生命交給你，你就應該負起所有的責任！你回想一下，那一天在現場是不是只有你最了解這個病人？急診醫師和內科醫師是第一次看到這個病人？

我：對，我確實是最了解他的醫生。

主任：那麼這時如果當下有內科醫生願意收他入院，你就盡力扮演協助者，協助這位醫生做好後續和家屬的溝通，取得家屬的信任！

我：（還是不服）對，我就是這個意思啊，我很願意把這個角色扮演好，一點都沒有要推責任的意思啊！

主任：沒錯，我知道你不會推責任，但是當時並沒有醫生願意收他，而最了解病人的你卻還拘泥於表面，在那邊堅持你自己認為的對錯，你對不起病人對你的信任！你的對錯沒那麼重要，病人的命就在一線間，那才是最重要的！你怎麼可以把病人的生命擺在一邊，然後浪費寶貴的時間吵架？你忘記病人的生命沒有時間給你吵架！你吵贏了，結果病人輸了，你會高興嗎？

（當頭棒喝！）

我：我懂了！當時我不該把病人晾在一邊，只顧著吵架，還自以為是在幫病人，是不是這個意思？

主任：是！你應該無論如何都以病人的生命為優先，至少要等到病人沒有生命危險的時候，再好好跟內科醫師溝通並取得他們的信任！如果是我，我會第一時間跟在場所有的醫生說：「這是我的病人，都不要跟我搶！」讓所有的醫生感到放心後，大家甚至都會主動來協助你處理病人所有的狀況。等到病人的生命穩定了以後，我再拿著所有的數據好好跟內科醫師溝通說這個病人只是剛好正在接受攝護腺癌的放射治療，他應該立即接受的是肺炎的治療，可不可以請更專業的內科醫師收治？等到肺炎好了以後再回到癌症病房，這段期間我們還是會天天來看病人。我相信你這樣處理會是「三贏」——你贏、內科醫師贏、病人更是贏，對不對？

我：我完全弄懂了，主任，謝謝你！

主任：懂了就好。

我　：其實那一天，我後來冷靜之後，就是先把病人收到加護病房，我全權負責，等到病情穩定了再請那位內科醫師過來，解釋為什麼我會那麼生氣的原因。等到一切都解釋清楚了之後，內科醫師也願意先收到他們的病房去治療，然後我們再一起去跟家屬解釋。現在已經沒事了！

主任：這樣就很好。記住，事情有輕重緩急，越生氣的時候就越要冷靜，有時候，事實跟你原本想的不一樣！

我　：是！

主任：那還有沒有其他事？

我　：（服了）沒有了，謝謝主任！

主任：好，那我們開動吧！

之後只要我的病患被送到急診，我都第一時間跟急診醫師說明我是病患的主治醫師，果然少了很多衝突，多了許多信任，所有醫療人員都願意主動協助，病患也能在第一時間受到最好的照顧。而我呢？從此擁有了一群彼此互相信賴的夥伴！這一餐，值千金！

在第一則故事中，主任告訴我「要讀書」，因為書裡面有很多寶貴的知識讓我知道治療病患；但到第二則故事時，主任卻告誡我「不要只會讀書」，如果你只看表面、不知活用的話，可能會一頭霧水。

其實主任的意思是——讀了書之後，必須加以活用，學習團隊合作並建構一個彼此信賴的團隊。書是死的，人是活的，彼此意見不一樣是正常的，透過溝通來化解歧見、創造多贏才是終極目標。醫學教科書雖教導什麼是肺炎？什麼是攝護腺癌？但是不會進一步說明，當病人同時罹患兩種疾病，且與其他醫師判斷有出入時，該如何處理？這時判斷的依據即為——生命的意義為何？醫師的使命是甚麼？該如何化危機為轉機？這需要具有人生智慧與厚度的師長來指導，也就是經驗的傳承。

郭醫師小教室

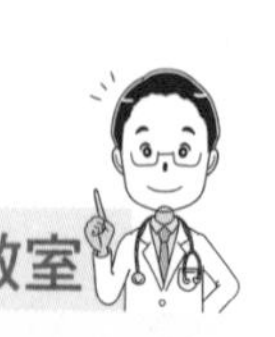

有了行醫的經驗後回首過去，我才理解自己年輕時氣盛不服輸，總認為自己才是對的、才是最關心病人的，常導致事情失焦。現在我學會了反思，除了知道要放下身段外，更時刻提醒自己，要試著站在別人的立場，以更宏觀的角度來衡量狀況。

若能做到上述的點，或許就能理解對錯不是重點，先後順序與互信才是根源。過去曾被我得罪的人，抱歉了，我不是故意的，請見證我的成長。

（註：感謝邱仲峰院長（當時是主任）。）

案例52 回到上帝的身邊

凌晨5點，手機鈴聲響起……，現在回想起來還是覺得不可思議。

我：（揉著惺忪的睡眼）喂，我是郭醫師。

護理師：喂，郭醫師，有一件很緊急的事要拜託你幫忙，我知道這個病人跟你無關，可是因為現在是凌晨5點，我們不敢吵主任，可不可以請你幫忙？

我：麻煩你先說明一下是什麼情況？

護理師：事情是這樣的，這個病人是主任的病人，已經是末期了，隨時都會往生，主任有跟家屬說明，家屬也都知道。本來昨天晚上病人還好好的，她的家人有來陪她，看起來都很穩定；可是，家屬10點剛離開，病人的情況就開始變得不穩定，現在家屬全都來了，他們不能接受明明剛剛還好好的，怎麼說變就變了，覺得一定是值班人員有疏失，要求一個交代……郭醫師，我們該怎麼辦？

我：那值班的醫師是誰？他怎麼處理這個狀況？

護理師：值班的是住院醫師A，他其實一直都在病房處理病人的狀況，但是現在家屬就是不能接受他的解釋，現在圍著他，我看他已經快要承受不住了。

我：我知道了，請等我一下。我對這個病人不熟，不過我盡力就是。

護理師：郭醫師，謝謝你！

我：我現在過去，等我20分鐘。

****

20分鐘後，我到了現場，家屬大約有20多位，面無表情、氣氛緊繃；A醫師站在一旁，也是面無表情，看起來已經累壞了，但是又不敢鬆懈。我簡單自我介紹之後，立刻開始檢查病人狀況，昏迷指數E1V1M1（3分），所有維生機器都用上了，血壓、心跳、血氧沒有一樣是穩定的，病人應該快往生了。

（該怎麼辦？我心裡一直在盤算著該怎麼幫住院醫師和病房護理師解決現場危機？偏偏時間又不夠……。）

我：A醫師，可以麻煩你先跟我說明一下昨晚到現在的情況嗎？

A醫師：昨晚原本病人的vital sign（生命徵象）都很穩定，可是到了大約11點的時候，她突然意識開始昏迷，護理師呼叫我以後，我就趕快過來看病人……。

家屬：（開砲了）你哪有趕快過來？護理師叫了你好幾次，你才過來的！

A醫師：（疲倦又無奈）我真的是立刻過來，只是我還在等電梯，等的過程中，手機就一直響……。

我：沒關係，我只是想了解一下過程，因為我第一次看到這位病人。那你來了之後做了什麼處理？

A醫師：我到了之後，看到病人叫不醒，就趕快請護理師給氧氣面罩、推機器過來監測vital sign，然後就抽了全套的血、請護士聯絡家屬，因為病人已經決定要安寧緩和就好，所以我跟家屬解釋，是不是讓病人平靜地離開（往生的意思）就好……。

家屬：（搖頭）不是這樣子的、不是這樣子的，媽媽昨天晚上明明還可以跟我們一起吃飯，怎麼可能我們才一離開，都還沒回到家，就接到護理師打電話給我們說媽媽病危，一定是他（住院醫師）疏忽才會變成這樣！

（A醫師快承受不住了。）

A醫師：我從昨天晚上11點接到電話就一直待在這裡，一直在處理婆婆的狀況，婆婆真的就是時間到了，其實你們心裡都知道的，主任也早就跟你們說過，婆婆也簽了DNR，我們現在做的，不都是婆婆希望的嗎？

家屬：（情緒激動）媽媽昨天晚上明明還跟我們一起吃飯的，她不可能突然就這樣，我們不相信！

我　：A醫師，麻煩你給我看一下抽血報告。

A醫師：在這裡……。

我看了報告，A醫師沒說錯，真的是時間到了，到底要怎麼辦？就在我想不出該怎麼做才能解決眼前即將爆發的衝突時，主任從我後面出現了！眾家屬紛紛湧上來……。

家屬：主任、主任，你終於來了！

我　：主任，這是她的病歷和所有報告，你要看嗎？

主任：不用，我都知道，我先看一下病人。

家屬：好、好，讓開，給主任進來。

（稍做檢查之後……）

主任：來，你們全部都過來，我跟你們說，上帝來接你們最愛的媽媽到祂身邊去了！

家屬：（眾人哭）真的嗎？主任你說上帝來接媽媽到祂身邊去了嗎？

主任：（點頭）對，我確定！你們不用擔心，媽媽以後有上帝照顧，她會過得很好。

家屬：（眾人哭）媽……。

主任：你們不用難過，我們都是上帝的子民，以後也會一起到上帝的身邊呀！媽媽只是先去而已，到時候就又再相見了！

家屬：（點頭）主任說得對！

主任：我教你們，人在往生前，聽覺最後才消失，你們的哭聲她都聽得到，她也會捨不得，所以我們不要讓她跟著難過。

家屬：（齊點頭）好、好……。

主任：你們現在都到她的耳邊唱她喜歡的歌給她聽、跟她說說話。

家屬：媽，我們都在妳旁邊，主任來了，上帝也來了！妳先去上帝身邊，我們以後就來了，我們以後都會在上帝身邊的。

（主任走到我和A醫師旁邊。）

主任：走，我們到外面去，讓他們跟媽媽道別！

我：（腦子還沒轉過來）主任，可以告訴我這到底是怎麼回事嗎？

主任：他們是我教會的弟兄姐妹，我是教會的長老，是他們打電話給我的。我們認識很久了，他們非常孝順，所以一直放不下。我們要做的就是幫他們放手、跟病人說再見！

我：（鬆了一口氣）總算有點了解了……。

主任：後面的事就拜託你們處理了。

（註：本篇故事的人物經過編修，為真實故事改編。）

郭醫師小教室

當年我的能力有限、參不透其中的道理，只納悶：「我費盡心思都沒幫上忙，怎麼主任隨口說了上帝，問題就迎刃而解？」隨著我行醫的經驗越來越豐富，我才終於悟出——這就是所謂的「靈的力量」！

原來當年主任看似「隨口說」，其實做到了同理、站在對方的立場、進到問題的核心，也讓我見證了靈及信仰的力量。（拍額頭）這就是我與老師的差距，豁然開朗。反思之後，我明白當年的事件，處理並不太恰當，因為住院醫師不久之後就離職了。

此外，我在這個故事中學習到珍惜，生命無常上一刻還健在的人，可能下一刻就離開了，醫療人員也無法控制。身為一個醫師除了要懂得醫「生」，還要懂得醫「死」，了解生死才能頓悟「靈的力量」，如果我當時就懂這個道理，或許結果會有所不同，學藝不精，深感抱歉。

醫學教室：我的「蘋果理論」

多年後我將在醫療現場觀察到的現象及體悟稱之為「蘋果理論」。如果把人的心理層面比喻為蘋果，最外層就是漂亮的果皮，中間為果肉，最裡面則是果核。

人們通常會根據果皮的外觀美醜來決定是否購買水果，但是其實皮很薄，吃的時候大部分的人會削掉；果肉才是主要食用的部分，同時也是美味的關鍵；果核則是真正的核心，但多數的人卻會選擇丟棄。

套用在醫療上，果皮可以是身體或疾病、新藥或舊藥、傳統手術或機器手臂、新穎的醫院或小巧的診所等表象。然而，人們經常根據外在條件（果皮）來選擇就醫的院所，但卻鮮少思考內在（果肉）才是更值得關心的部分。

果肉是什麼呢？它可以是人的內心情緒、病患與醫療人員間的關係、病患與親友間的聯結等，若醫師能碰觸到這個層面，很多問題及醫療糾紛都可以迎刃而解。

反之，如果醫師或病患只注重疾病、藥物或儀器，而沒有了解彼此真正關心的事情，那就猶如買蘋果時只看重果皮是否漂亮，卻忘了果肉才是真正吃下肚的部分而本末倒置了！

至於最根本的果核，則是人的靈性、宗教信仰、哲學探討，能妥善運用「靈的力量」就能化腐朽為神奇、化危機為轉機，就像這則故事一樣，看似簡單的幾句話卻蘊含著無窮的力量，瞬間撫慰家屬受傷的心。

雖然目前還無法做到盡善盡美，但我仍深信這個力量確實存在，因為我親眼見識到了！當讀者也理解我想傳達的理念後，或許也可以試著悟出屬於自己的「蘋果理論」喔！

案例53

你怎麼這麼厲害？！

門診快結束時，有位病患的醫師剛好出國，請我幫忙看診。

護理師：郭醫師，外面有一位婆婆，她是C醫師的病人，C醫師剛好出國，婆婆想請你幫她看一下，可以嗎？

我：好啊！她有說哪裡不舒服嗎？

護理師：她說她也不知道哪裡不舒服，就一直說希望醫生幫忙看一下。

我：好啊！那就請她進來吧！

（婆婆進來了。）

我：婆婆妳好，妳哪裡不舒服嗎？

病患：我會咳嗽、睡不著覺、走路有點喘……。

（我看了一下婆婆之前做過的X光片和電腦斷層檢查，是肺癌、兩側肺葉加起來數不清的腫瘤，很末期了，婆婆還能自己來看診已經是奇蹟了。）

我：婆婆，我跟妳說，妳會喘是因為妳的病還沒好的關係，所以妳一定要繼續配合C醫師的治療喔！

病患：（點頭）好的，謝謝郭醫師，看到你就放心了。

我：另外提醒妳，如果有不舒服的時候記得要掛急診喔！

病患：好好好，謝謝郭醫師的關心，那我回去了。

我：婆婆再見！

＊＊＊＊

隔天早上。

護理師：（急）郭醫師、郭醫師，你怎麼那麼厲害？

我：我厲害？什麼厲害？我聽不懂妳在說什麼？

護理師：就是昨天那位婆婆啊，你不是第一次看到她嗎？

我：是啊，怎麼了嗎？

護理師：你知道嗎，婆婆走了。昨天婆婆才剛回到家，就立刻被家人送到急診來。一到急診就立刻被急救，最後婆婆還是沒有救回來。

我：（大驚）什麼？這麼突然？昨天在門診看到她雖然有點喘，也知道她是末期沒錯，但其實婆婆的意識狀態很清醒，不像立刻有生命危險的樣子啊！

護理師：所以你確實沒有發覺？

我：（搖頭）沒有，我根本看不出來，我又不是神。

護理師：那你怎麼會在最後的時候提醒婆婆要去急診？

我：我只是覺得婆婆的生命隨時會結束，可是我也沒想到會這麼快！

護理師：不管怎樣，還好你昨天最後提醒婆婆要去急診那句話，家屬對你的料事如神充滿感激（雖然婆婆還是走了）。

我：妳去拿她的病例給我看一下。

（我看完了病歷，還是看不出來婆婆到底發生了什麼事？）

護理師：天啊！郭醫師，你實在太厲害了！

不要再說了，我一點都不厲害。

郭醫師小教室

這個故事闡述果肉的重要性。這裡的果肉包含主動關心病人、協助其他醫療團隊處理額外的工作，以及簡單卻關鍵的提醒，雖然結果仍略遺憾，但家屬然對我充滿感激（我有點心虛就是了）。

病患當時希望的是醫生的關心，如果當時我心中抱持著，「又不是我的病患，與我無關」或「反正與我無關，隨便看看就好」的心態，而不願意多付出一點或多說一句，那麼當你需要他人幫忙卻得不到幫助或不可預期的醫療糾紛找上門時，可能都還參不透問題究竟在哪裡呢！

案例54

你的藥沒效啦！

電影、電視都這樣演啊！吃了嗎啡就……。

病患：（大聲嚷嚷）醫生，你的藥沒效啦！求求你好不好，吃了你的藥，我更痛耶！

我　：（感到疑惑）怎麼會？我都已經加到嗎啡一天4顆了……阿伯，你可以詳細描述一下怎麼個痛法嗎？

家屬：哦，醫生！你說那個叫「嗎啡」的藥啊！我沒給他吃，我把那一顆藥拿掉了！

我　：（傻了）啊……你是說你一顆嗎啡都沒給他吃？

病患：（也傻了）啥？醫生開給我的止痛藥……你一直都沒給我吃喔？

家屬：對呀！我是為你好，因為人家不是說吃嗎啡會死嗎？電影、電視都這樣演啊，吃了嗎啡……人就死啦！

處方簽：把電視關掉，不然什麼藥都沒效。

醫學教室

使用止痛藥的過程中難免有些副作用，所以要非常謹慎，持續不斷地監控，調出最適當的狀況；有時會搭配放射線治療，直接將癌細胞控制住，病患的疼痛感就會下降。當搭配放射線治療時，止痛藥的劑量就有機會減少，曾有病患在接受放射線治療後，原本的疼痛完全消失，不需要再吃止痛藥，這對病患來說是一大福音。嗎啡緩解癌症痛很有效，在使用得當的情況下，它其實是很好的藥物，可幫助癌症患者享有較好的生活品質。

郭醫師小教室

部分人把嗎啡當毒品，聽到就感到恐懼，擔心使用後會中毒或成癮，或誤以為服用嗎啡就沒救了，還有部分人受影視作品影響，以為打了嗎啡就會死，其實都是誤解消息來源。

因為恐懼，即使醫師開了嗎啡處方，病患常常一顆都不吃（或家屬不讓病患吃），而使癌症病患承受不必要的疼痛；更糟糕的是，還可能導致醫生判斷錯誤，以為原本的劑量沒效，而再增加劑量！醫師沒有想到病患根本沒吃，病患則是因為怕醫生生氣而不敢說。

這類的故事表面是「不遵守醫囑」，但若因此而責怪病患是沒用的，必須深入看到背後的「害怕」。這時我能夠做的就是減輕病患及家屬的恐懼，並承諾「我會跟你一起」，讓病患覺得安心、放心之後才會有勇氣去嘗試。

案例55 此「急」非彼「急」

我爸爸四天前腳突然不能動，我們送他到急診，結果……。

病患：（氣）吼～郭醫師，我終於見到你了啦！

我：阿伯，你慢慢講沒關係，發生什麼事了嗎？

家屬：（氣）郭醫師，我來跟你說明啦！我爸爸四天前腳突然不能動，我們送他到急診，結果在急診等了四天才有病床，什麼也沒做，我們全都急死了！

我：原來是這樣啊！在我進一步解釋前，阿伯，你先跟我做幾個動作，好嗎？首先兩手舉高。

病患：（兩手舉高）這樣嗎？

我：對，很好！再來手指頭動一動。

病患：（手指頭亂動）這樣嗎？

我：對，非常好！再來雙腳抬起來，動一動。

病患：（雙腳亂動）這樣嗎？

我　：沒錯！好了，現在放下來，聽我解釋喔！阿伯，你之前待的地方叫什麼？

病患：急診啊？很急啊！

家屬：（氣）是啊，不是急診嗎？慢吞吞的。

我　：你們別急，聽我說，原因出在你們的「急」和醫師的「急」不是同個「急」。

家屬：什麼意思啊？

我　：你們的「急」是心裡很急，沒錯吧？

家屬：（點頭）對啊，這有問題嗎？

我　：有！醫師的「急」是「生命有危急」，必須立刻處理，不然就來不及了！

家屬：（恍然大悟）你的意思是說，急診醫師覺得我爸爸的生命沒有立即的危險，沒那麼急；有立即危險的病人優先處理，對不對？

我　：（點頭）正確答案！急診是救急的地方，醫師必須在短時間內判斷哪個病人有立即的危險要優先處理。所以不要把急診當作「急門診」，要讓急診的專業醫護同仁專心去處理有生命危急的病人才正確。

家屬：（點頭）原來是這樣啊！

我：反過來說，你爸爸經過醫師評估後沒有立即的危險不就是最好的消息了嗎？

家屬：（用力點頭）對、你說得對。

我：而且我確定急診醫師都有處理喔！你爸爸一開始到急診時確實雙腳不能動，那時候確實很急；急診醫師給你爸爸藥物和戴頸圈以後，腳的神經才沒有被壓迫到變成癱瘓，急診醫師可是做了最正確的處理；等你爸爸狀況穩定一點，急診醫師就聯絡外科醫師安排住院，你看你爸爸現在手腳好得很呢！你以為他們什麼都沒做，其實他們什麼都做了。

家屬：（感動）謝謝郭醫師的解釋，我們了解了。原來急診醫師為我爸爸做了那麼多事啊，我們誤會他們了，真是不好意思。

我：（笑）沒事就好了。其實你們也很不錯，在關鍵時刻做了正確的決定，把爸爸送到急診才沒有讓他變成癱瘓喔！

家屬：（笑）謝謝郭醫師。

郭醫師小教室

這故事因為我看到了「果肉」直擊核心，才使問題迎刃而解！倘若只看到「果皮」，忙著拿急診「檢傷分類」原則向病患及家屬說教，結果可能就大不同，不但得不到預期中的效果，反而會讓病患及家屬聯想到「醫醫相護」吧！

我採行的作法是：先讓病患及家屬放心、看到「恢復良好」的結果，接著再說明急診的作為，而使他們恍然大悟！此外，我還順便讓他們嘗試「換位思考」，站在急診醫護人員的立場去同理其處置，他們才能理解急診醫師必須做有效的資源分配、集中力量去救治病危的病患。

結局顯然皆大歡喜，家屬不但不再責怪急診的醫護人員，還對急診的醫護人員充滿感激。這就是化危機為轉機的例證，也再次證實了「果肉」的重要性。

案例56 我爸爸不是P值

遵照醫師的指示用藥，為什麼是這樣的結果？

家屬：郭醫師，我一定要跟你抱怨一件事。

我　：怎麼了嗎？發生什麼事？

家屬：就是另外一個醫師啦！他跟我們說這個藥對我爸的病有效，可是一個月就要十萬元，問我們要不要吃？如果有效的話，我們當然吃啊，怎麼會不吃？

我　：嗯！後來呢？

家屬：我爸爸一開始用的時候的確是有效，他的腫瘤確實有在縮小，我們當然很開心；可是用了大概半年左右，他的腫瘤就不再縮小了。又過了半年左右，我爸的腫瘤不但開始變大，昨天回門診看報告，旁邊又長一顆新的出來。郭醫師，這樣叫有效嗎？這一年多來，我們都遵照那位醫師的指示用藥，沒有去買偏方，也沒有自己改變藥量，總共花了一百多萬了，我們不是捨不得花錢，只是為什麼是這樣的結果？明明就沒有效嘛，那位醫師卻跟我們說有效。我可以告他詐欺嗎？

我：我懂你的意思了，我先看看……。

家屬：好，謝謝郭醫師，不然看我爸爸這麼失望，家人也跟著難過……。

（過了5分鐘……）

我：好，我看完你爸爸的病歷了。我跟你簡單說明，你們兩方都沒錯，是認知不一樣的問題。

家屬：認知不一樣？什麼意思？有效就有效、沒效就沒效，這不是很簡單嗎？

我：你說得對，怎麼樣叫有效？怎麼樣叫沒效？「你們的標準不同，卻互相以為對方聽懂了」，問題出在這裡。

家屬：你的意思是說……好比老師在教學生的時候常常問學生：「懂了沒有？」學生回答：「懂了！」其實是不懂或是會錯意、以為懂了。是這個意思嗎？

我：（點頭）是的，你這個例子舉得實在很好。這也是我帶實習醫學生的時候都會再加問：「如果你真的懂了，那換你用你的方式、把我當你的學生，講給我聽」。這時候你就會看到學生扭曲的臉、好像大腦瞬間被炸到、從來不曾遇過這種事的表情一樣，很可愛。

家屬：我開始同情你的學生了。

我　：可是只有這樣才能真正知道學生到底了解多少，也才能針對他不懂或是會錯意的地方加強指導啊，不是嗎？

家屬：說的也是……這樣說來，你其實很關心你的學生。

我　：我也很關心你啊！來，如果你真的了解我剛剛講的內容，換你用你的方式講給我聽了。

家屬：啊？我也要？

我　：當然囉！我也很關心你啊！

我又看到那個大腦瞬間被炸到、扭曲的臉了。讓我們繼續看下去……。

＊＊＊＊

病患：我現在已經理解你說的「我們的標準不同，卻互相以為對方聽懂了」的意思，可是我還是不懂到底標準哪裡不同？有效就有效、沒效就沒效，這不是很簡單嗎？

我　：這就要從醫生的養成教育說起了。你知道我們醫生是怎麼幫病人決定治療方式的嗎？

病患：根據老師教的方法、一代傳一代不是嗎？

我　：沒錯，你說到關鍵處！我們前輩很努力也很認真，他們幫後輩打下了扎實的基礎。但是只有這樣還不夠，如果後輩不努力追求創新與突破，就會一直停留在前輩教我們的水平，這樣就會跟不上世界各國的進步。因此，後輩就必須不斷學習、青出於藍勝於藍。我們就是這樣被教育、也是這樣教育別人的。

病患：這個我懂，我同意！

我　：那麼，我們要具備科學研究的精神、培養對錯判斷的能力。對於新的到底有沒有比舊的更好，我們會用統計方式來分析，其中有一個數值叫做P值，當P值小於零點零五的時候，我們就會說有達到統計學上的意義，簡單講就是「新的比舊的更有效」的意思。然後我們會發表在國際期刊，讓其他醫生也可以用這個方法來治療他的病人。那位醫生就是根據這個原則幫你爸爸做了這項決策。這個決策在一年前確實是所有方法中最有機會控制病情的方法。

病患：你的意思是那個醫生說的「有效」指的是跟他過去的經驗相比，這個新藥比他過去用的藥更好，有統計學上的意義，所以「有效」，是嗎？

我：是的，我說的「有效標準不同」指的就是那位醫生是用自己的經驗與研究數字當標準，只要P值小於零點零五，即使存活期是從七個月變成十個月而已，都是有效；然而你的標準是「這是我爸爸」，我爸爸不是P值、更不是數字，只有痊癒才叫有效，其他通通都叫無效，對不對？

病患：原來我們完全會錯意，根本是在雞同鴨講嘛！

我：癌症這個疾病以前是不治之症，現在雖然醫療進步許多，我們醫生很多時候仍然束手無策。我們絞盡腦汁想對策是因為我們知道癌症病患的生命時鐘單位常常不是「年」，而是「月」甚至只有「天」。因此，一個藥能讓存活期多三個月常常就足以讓醫生熱血沸騰了。如果你罵那位醫生是詐欺，對他可能是很大的傷害。他就是因為知道這個藥壓制不住腫瘤了，所以才把你爸爸轉來請我幫忙想辦法。而我也只能儘量讓腫瘤長慢一點而已，不知道這樣解釋，你能不能接受呢？

病患：（氣消了）郭醫師，我完全清楚了，事實上是大家都盡力了。我會回去轉達你的意思，後面就拜託你了。

我：（笑）我盡力！那你要不要練習把我剛剛講的內容，換用你的方式講給我聽啊？

病患：（笑）不用了，我完全清楚了，我知道該怎麼安慰其他家人。真的很謝謝你。

科學可以用P值來判斷，但生命不行，生命要用謙虛的心來面對。

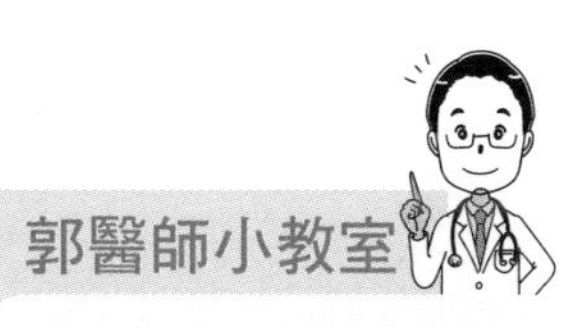

讀到這裡，讀者或許能感受到心態上的轉變，我已經從需要多讀書，轉換到不能只讀書，還要會活用；從以自我為中心，過渡到以病患和家屬為中心。

在「此『急』非彼『急』」及「我爸爸不是P值」兩則故事中，我不急著解釋誰對誰錯，而是先同理病患家屬的不滿來自於彼此的認知不同，接著再讓家屬同理醫護人員的處境，最後還讓家屬對原本不滿的醫師表示感謝、化危機為轉機。

這靠的是經驗！我在每次的錯誤與不理解當中學習和反思。隨著經驗的不斷累積，我已經逐漸可以掌握到果皮與果肉的差別，也有能力將病患與家屬的注意力從果皮轉移到果肉上面——使他們認知到除了疾病和先進昂貴的醫療儀器之外，還有更值得關注的事情，如親情的連結和悲傷的處理等。雖然結局可能無法改變，但過程和未來的人生或許會更美好！

這種能力不只可以用在與病人家屬的溝通之上，還可以用在與同事之間的溝通。我舉下面的故事讓讀者參考。

案例57

主動學習與反思

有一次和友院的醫師一起出國去開會，看到其他國家的進步，我們聊起了彼此單位的發展。

醫師B：今天聽了這些新的發展，我發現我們醫院已經落後別人了。別人一直在進步，我們的單位卻好像沒有危機感一樣，我實在很難過……。

我：是嗎？據我所了解，你們的單位其實不完全是這樣，並不是沒有危機感喔。

醫師B：怎麼說呢？

我：我從旁觀者的角度來看，你們醫院一直都在發展新技術（雖然很慢），其實走在很前端。真正的原因不在這裡。

醫師B：那真正的原因在哪裡？

我：真正的原因在「你」身上！

醫師B：什麼意思？問題怎麼會在我的身上？

我：我的意思是你一直在主動學習、一直在跟外界交流、一直在進步，而且進步地很快，其他人跟不上你。因為你懂得反思，你可以看到別人還看不到的事情，所以你會有這種感覺，是很正常的現象！

醫師B：（沈思）……。

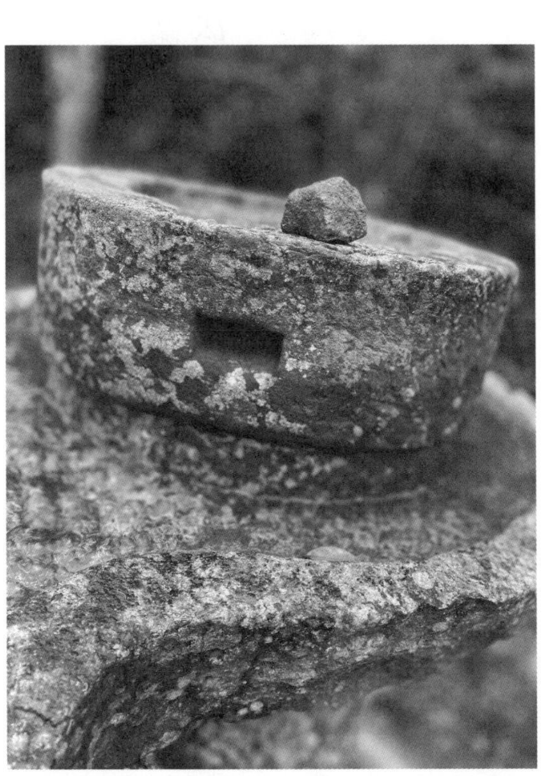

一個懂得反思的人會比周圍的人進步更快，同時看到別人看不到的東西。（攝影／郭睿紘）

總結

正能量

某天早上會議討論到一個很困難的個案，大家都認為沒希望、沒機會、沒辦法了、只能做到這樣，負責會議主持的主任說……。

主任：病人這麼年輕，我們無論如何也要拼、想盡辦法幫他。我們是醫學中心，不能只是墨守成規，要做別人不做的事情、要想辦法做別人做不到的事情！

太正能量了！

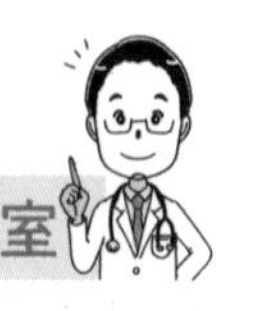

郭醫師小教室

懂得主動學習與反思的領導者會不斷要求自己進步，同時不斷自問能不能做得更好，因此他的進步能帶動團隊一起向上進步。反之，自認很厲害的領導者則可能會害怕團隊的其他人超越自己，而阻礙其他人追求進步，使團隊失去前進的動力而停滯不前。這個道理適用於各個領域，讓我們共勉之。

總結

不進則退

未來還有什麼可以做呢？請讀者一起來看下面的故事，並歡迎反饋。

前幾個階段我用不同的故事來讓讀者體會醫生的培育過程，雖然我個人的經驗不能套用在每個人身上，不過主動學習和自我反思的精神是一致的，不論從事什麼工作，其實都適用。

跟讀者分享一個我從一本雜誌看到的故事：「九十天的專家與九百天初學者的差別」，一間公司同時進來兩位新人A和B，A在進公司後九十天就成為專家，因為他每天都不斷學習新的東西，每天都不斷問自己還能不能做得更好？這樣的習慣讓他過了九十天之後變成全公司裡面最厲害的專家；而B則是從第一天開始就只學會公司前輩教他的東西，然後就不再主動學習了，也不會去問為什麼，每一天對他來說都是第一天，他只是在重複每一天的工作而已，以致於過了九百天仍像第一天剛進來時一樣，沒什麼改變。

第四階段：一代比一代好

讀者或許會反駁，日本有很多匠人終其一生只堅持做一件事，人家也是匠人啊！沒錯，我的觀察是這樣的，日本很多匠人看似每天只重複做一件事，不過他們在做這件事的時候仍然不斷在問自己能不能更好？這種稱為「匠人精神」就是差別之所在！

待能夠主動學習與反思之後，不只是醫病之間，還可以運用在人際關係上，如家人、朋友、同事，使其他人能夠一起主動學習與反思，共同朝「果肉」的層面提升！

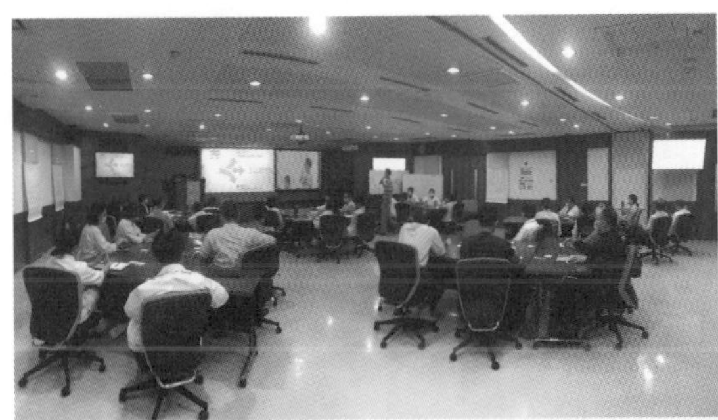

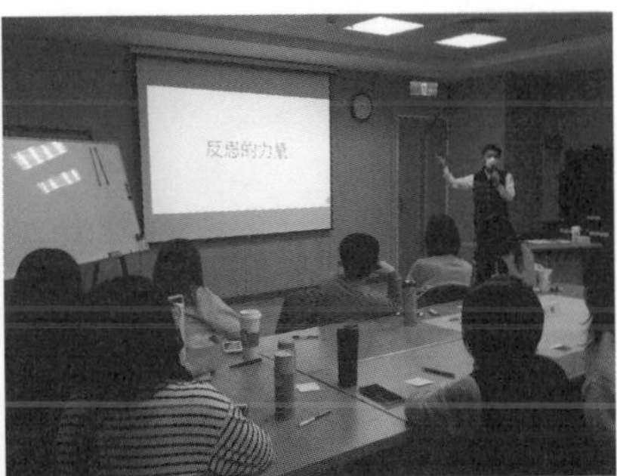

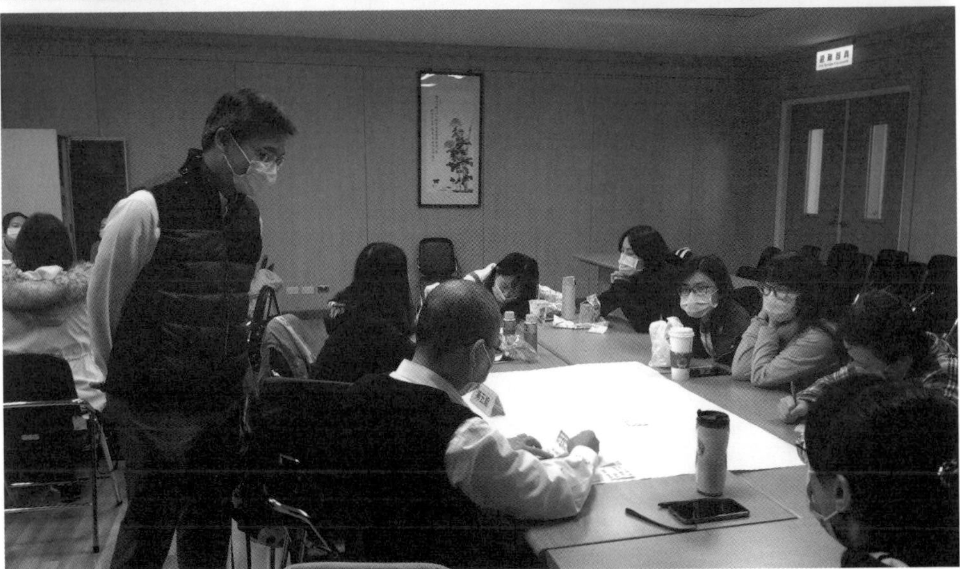

我受邀舉辦全人醫療工作坊傳授全人教育，幫各醫院做教育訓練，傳承理念。

案例58 將心比心

同學，你帶這位病人去便利商店儲值一百元就好……。

病患：（憂慮）郭醫師，我想請你幫忙。我終於因為這個病被老闆資遣了，你上次跟我說過可以用悠遊卡免費搭公車，可以再告訴我一次嗎？我沒搭過公車，我不會。

我：終於老闆也受不了了，是嗎？

病患：其實他對我已經很好了，他是希望我休息好好醫病，好了再回去上班。可是我不能沒有工作，現在是能省則省。

我：我知道一些資源可以幫你，我會請我認識的人跟你聯絡。

病患：謝謝！那公車要怎麼搭？

我：我會幫你（轉頭過去看學生），同學，你帶這位病人去便利商店儲值一百元就好，然後帶他去公園那個捐血站旁邊的公車亭，教他怎麼用悠遊卡搭公車好嗎？

學生：好的，沒問題！阿伯，你的卡在哪裡？

病患：（掏出一堆卡）我不知道哪一張是悠遊卡？

學生：我幫你看看，這是悠遊卡、這是敬老卡、這是一卡通，阿伯，這幾張都可以，你跟我來！

病患：謝謝你們。

＊＊＊＊

30分鐘後，學生回來了。

我：情況如何？

學生：老師，沒問題了，他知道怎麼搭公車了，也知道怎麼在便利商店儲值了。只是換我有問題。

我：喔？你問吧！什麼問題？

學生：老師，我剛才觀察到一個狀況，阿伯的身體真的不太好，他剛剛連這樣的距離都走得很喘，又沒有家屬跟他一起，他以後是要怎麼到醫院來？

我：你替他擔心，對不對？

學生：（點點頭）嗯！

我：很好，你有這種感覺代表我的安排起作用了！你們以前的學習都只強調在醫院裡面學習專業的知識，可是卻從來沒有真正從病人的立場體會過。我的用意只是要告訴你很多知識是課本上沒有的，課本不會告訴你所有事情，只有你親自去做了才能真正了解！

學生：真的，我以前從來沒有想過原來病人到醫院來的過程這麼困難。

我：病人常常花一個小時的交通到醫院，再花一個小時在診間外面等待，然後看診的時間可能只有3分鐘，接著還要再花一個小時回家。周而復始，你覺得這樣有品質嗎？

學生：（搖頭）沒有。

我：你可以用今天的體驗好好思考「什麼是你真正想要的品質」「什麼是你真正想追求的目標」。這不是短期就會有答案的，而且我也沒辦法教你，我只能藉機會讓你自己體會、好好思考。

學生：可是這個病人怎麼會連家屬都沒有？

我：這部分我知道，可是我不方便告訴你；我只能跟你說他也曾經輝煌過，只是過去年少輕狂，現在只能承受這些代價。他不是壞人，人很客氣，也有正當職業，可是過去的事情我們也無從使力，現在就是儘量能幫就幫。我已經請我認識的社會人士與他聯絡了，希望他能度過這個難關，也希望你能從他身上學到我想告訴你的道理。

學生：有，我體會到了，謝謝老師！

好學生！

郭醫師小教室

我延續當年師長教導我的方式叮囑學生要讀書，且不能死讀書，有些事情必須從病患身上觀察、親自了解與付出後才能體會！

「傳承」就是台灣醫學品質能引領世界的關鍵！我相信每一個人都有自己的人生目標，必須自己設定並完成。過程中，師長扮演了非常關鍵的角色，傳承是目前我肩負的重要使命，希望能建立善的循環，使一代比一代好。

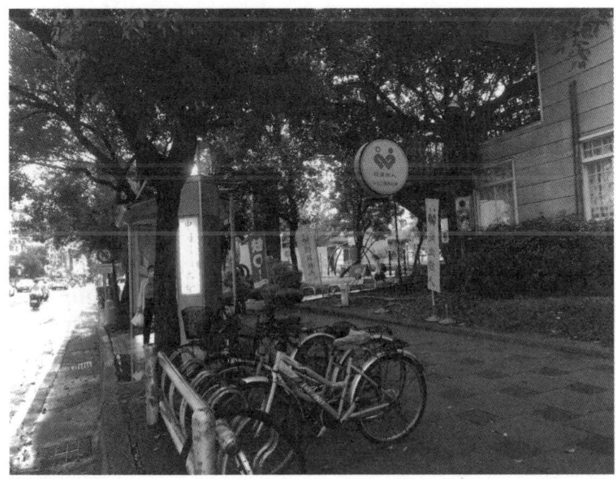

學生帶病人搭公車的地方。

案例59 關關難過關關過

2018年1月，我剛從彰化秀傳醫院回到中國附醫服務，這一天……。

一大早，一個舊病患來找我。

護理師：郭醫師，櫃檯有你的舊病人找你。

我：好的，等我一下。

我：嗨，好久不見！

病患：郭醫師，兩年不見了。我聽到你回來了，趕快跑過來找你，跟你打個招呼。

我：謝謝你。我看你進步很多，不錯哦！

病患：哪裡，是你和L醫師的幫助才讓我走到現在，不然我那個時候可能就放棄了。

我：嗯！你所遭遇的困境是我的話也禁不起這樣的打擊。你真的很堅強，而且現在完全看不出你曾經有過憂鬱症呢！

病患：如果那時候沒有你一直陪我說話，我不可能走得出來。

我　：你真的很棒！我想問你，如果不想回答也沒關係。

病患：好，你問沒關係。

我　：你有看這兩天花蓮的新聞嗎？

病患：你是說地震嗎？我知道花蓮有地震，有房子倒了，有人受傷，可是我還是不敢看報導。我連來醫院的勇氣都沒有，太痛苦了，我只能在心裡默默地祝福那裡的人。

我　：是啊！不過你還是鼓起勇氣到這裡來找我啦！醫院對你來說應該是福氣滿滿的地方才對，關關難過關關過！

病患：（笑）我是為了看你才來的。

我　：哈哈……謝謝你。有一些過去的病友也都跟你一樣來找我啦！

病患：快樂、平安，就好了。

我　：同意！

＊＊＊＊

病患離開後，我轉身詢問一旁的學生。

我：同學，你知道剛剛那個病人的故事嗎？

學生：（搖頭）老師，我不知道，第一次見到他。

我：我簡單跟你說一下。他曾是九二一災民，被壓在倒塌的房屋中，被救出來時脊椎受傷差點癱瘓，還好醫生開刀救了他，再加上漫長的復健治療才恢復功能，可是他的家人就沒這麼幸運了。

學生：啊？

我：後來他就有了創傷症候群、憂鬱症，過了很久很久才回到人群中。

學生：（思考）……。

我：沒想到好不容易才恢復社交能力，就被診斷得了癌症。他一直覺得一定是自己上輩子做了傷天害理的壞事，老天爺才這樣懲罰他。

學生：（繼續思考）……。

我：如果你是他的醫師，你該如何幫助他？

學生：老師，這好難。

我：對啊，真的很難。不過你看他現在的樣子，已經挺過來了！無論多麼痛，都挺過來了，不是嗎？

學生點點頭。

郭醫師小教室

我常藉著上述的故事向學生說明，「病患是讓我們成為好醫師最重要的老師」。我們能成為一位經驗豐富的醫師並不是天賦異稟，沒有病患的付出就沒有這個可能。

因此，每次面對病患時都要飲水思源，當我們能抱著這樣的信念時，就會擁有一顆感激的心，幫助我們面對更多未知的挑戰。雖然挑戰不會消失、也不會變得簡單，但是請相信，只要態度轉變，結果就會跟著改變！

案例60 瘋狂的時代

謹此紀念2020這個瘋狂的時代！

病患：郭醫師好！

我：早安，妳還好嗎？

病患：我很好啊，還是在安寧病房當志工，做奶油獅娃娃送病人啊！

我：（轉頭過去對學生說）同學，我跟你說，這位病人從罹癌到現在已經17年了！

學生：哇！

我：SARS那時候，你幾歲？

學生：SARS那時候……小一、小二吧？

我：沒什麼記憶對不對？

學生：對。

我：那麼她是最好的見證了！

病患：對呀，我生病的時候剛好SARS來襲，那時候每天要來醫院治療，壓力好大。

我：（苦笑）對啊，那時候我還是住院總醫師，17年後的現在又遇到這個新冠肺炎，哈哈，記得要戴口罩喔！

病患：對呀！一定戴口罩。不過那也是因為我已經好了，可以活這麼久才有這種機會碰到這兩個大疫情。

我：沒錯、沒錯！

學生：哇！

病患：所以我現在當志工，做奶油獅娃娃送給病友、給他們鼓勵，讓他們看到我已經多活了17年，給他們努力的目標！

我：妳是最好的代言人，比我們醫生說什麼都還有用！

病患：我哪有這麼厲害？我只會做奶油獅。

我：（對著學生說）她很會做奶油獅，每年都給我好多，我就幫她分送給病友。

學生：哇！

同學，你只會「哇～」嗎？

活動宣傳！這位病友不定期會舉辦個人作品發表會，如果有機會看到她的活動訊息，歡迎大家一起去見證她的功力，給她一個鼓勵的微笑喔！

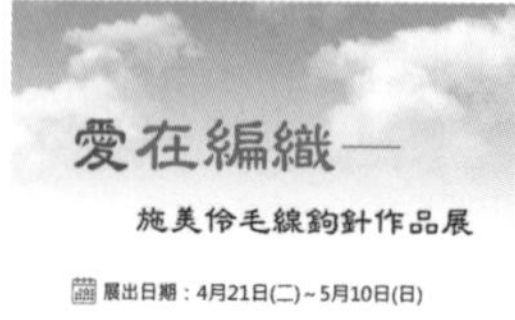

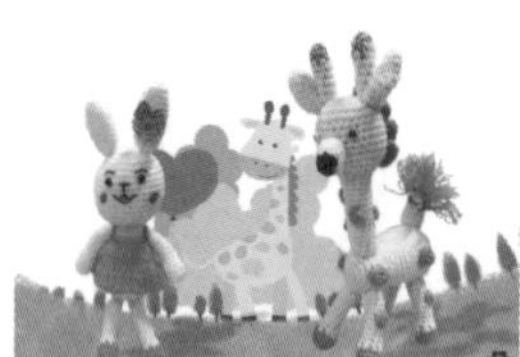

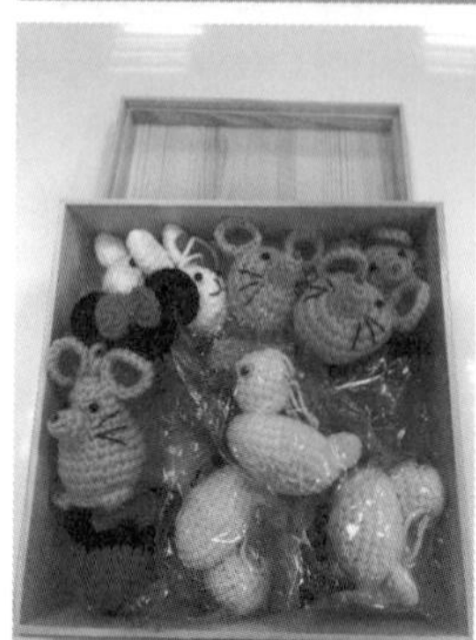

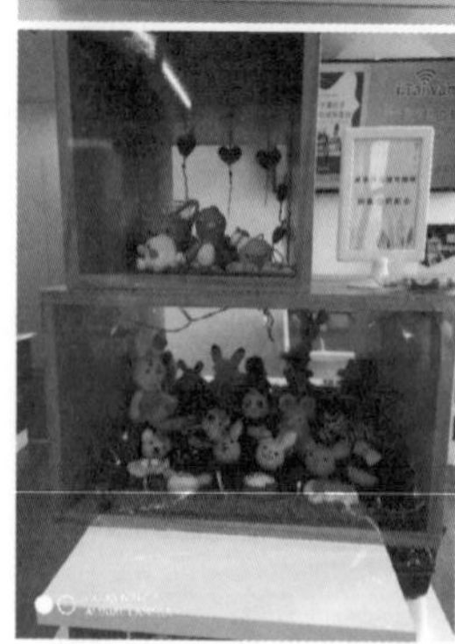

奶油獅阿姨的作品展及作品。

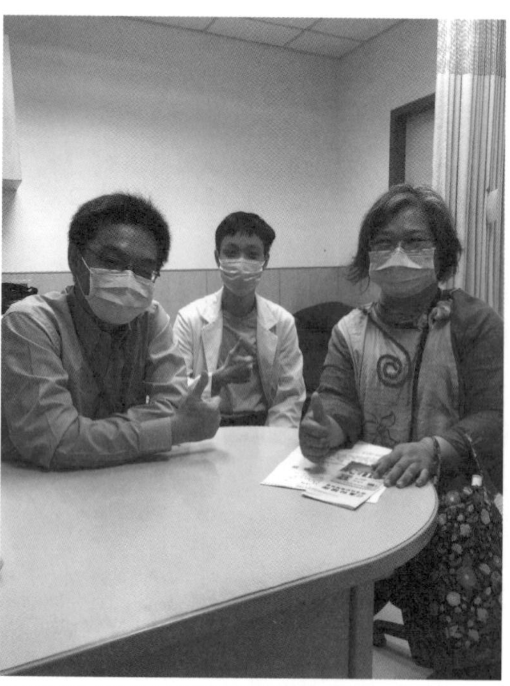

做奶油獅娃娃送給病友的奶油獅阿姨和只會「哇」的學生。

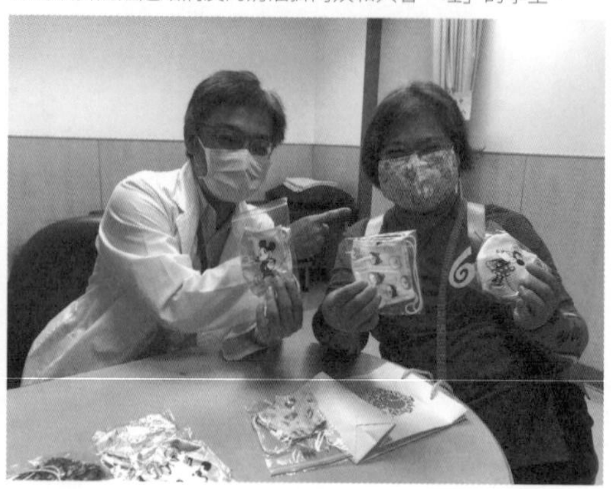

奶油獅阿姨和她做的奶油獅娃娃。

郭醫師小教室

大家都不願意得到癌症，但反思一下，「罹癌」這件事難道都是負面的嗎？這當中是否有正面的事情可以激勵人心呢？有的患者在走出癌症的幽谷之後，開始去幫助更多人；也有的患者藉由寫回憶錄的方式來反思。

他們在反思的過程中也同時激勵感動了其他人，讓彷徨無助的人受到啟發而明白接下來的路該怎麼走。延續先前的悲傷五階段，這就是我想表達的第七階段——傳承。將生命的歷程傳承下去，帶給更多人面對的勇氣。

想一想，若是你或家人罹患癌症，被迫暫停的當下，終於有機會與自己對話、看看身邊的風景、體會身邊人事物的可愛與可貴，也許得到的會比失去的更多……。

結語 一步一腳印踏出成功之路

我相信有不少讀者已經看出其中的道理——我希望透過這篇的故事來說明，我們現今所擁有的醫療成就，都是過去前輩努力所累積下來的成果。絕大多數的台灣醫療人員都是勤勉努力的，天上不會平白掉下禮物，沒有經過汗水所得到的禮物不僅不會珍惜，更可能留不住！

同樣的道理也可以應用在其他的領域上，回顧我自己的學習歷程，我從醫學系畢業後進入醫院服務，爾後進入研究所進修基礎研究，然後又進入EMBA學習從不同的角度看問題。現在深刻體悟，我過去就如同井底之蛙一般，以為自己無所不能、以為世界就是我看到的這麼大，其實一切都和我以為的不一樣。

這個章節的主題定為「學習與傳承」，主軸看似在自誇台灣醫學發展多棒、多厲害，其實是要提醒讀者要保持警醒，不斷地跨領域、換位思考學習，同時也要學習傳承，將目光放遠、格局放大！

不要只看到成功的表面，更要深入去思考成功的原因！前輩辛苦耕耘地付出，打下穩若磐石的基礎；我們必須站在這個基礎上，努力不懈地負重前行以建立更紮實的基礎。

接下來的重要任務就是把這樣的精神繼續傳承下去，一代接著一代，形成台灣特有的文化，帶著不放棄任何機會、勇於突破的精神，大家一起讓台灣擺脫發展的困境！

最後與讀者分享我的信念——改變並不可怕，改變也有階段：從害怕改變、認識改變、學習改變、勇於改變、樂於改變、安於改變、享受改變，最後來傳承改變。期待台灣有朝一日在各個領域都能成為世界的領頭羊，願我們共勉之。

特別感謝

在書本最後，我要特別感謝在這些故事的背後影響過我的老師們：李瀛輝、邱仲峰、葉啟源、趙坤山、黃正仲、蕭堯仁、高承恕。

尊敬的老師，謝謝您們的栽培。

致謝——捐贈者名單〔依姓氏筆畫排列〕

王志仁
王淑暖
王麗玲
打鐵豆花舖
石城實業股份有限公司
光昱金屬有限公司
全聯建材有限公司
旭益汽車實業股份有限公司
朵蕾咖啡館
百世生醫科技有限公司 - 林文欽先生
何宗融
余妗靜
李懷農
旻成齒輪股份有限公司
林宗立
林宥溱
林淑娟
林緯展
金軒建設有限公司
南榮企業股份有限公司
孫啟欽
徐光輝
恩得醫療器材有限公司
益達醫療儀器有限公司
許世明
許茹儀
許毓旂
許燕崑
逢甲人月刊
陳一瑋
陳仁焜
雅豐欣業股份有限公司
黃佳紅
黃智勇
黃瑞麟
黃錫堯
黃麗秀
楊培忠
趙素貞
鄞孟里
劉智慧
潘朵拉美學整形外科診所
潘伯申
穀雨健康社會企業有限公司
蔡明春
賴輝謙
駱世鴻建築師事務所
謝文旭
簡宏哲
蘇毓茹

台灣漢和國際精準放射醫療協會

（台內團字第 1080055866 號）

台灣漢和國際精準放射醫療協會是由一群熱心公益的社會人士發起的。這群人經由共同研究「硼中子捕獲放射治療 BNCT」而彼此認識、過程中的交流找到了交集、建立了共同的目標，期望能為社會貢獻一己之力、造福更多的病患、培育更多的人才，故創立此協會。未來，台灣漢和將繼續秉持著「引路是行善的最高境界」的信念，起自於 BNCT，擴散至各種精準放射技術的發展，更進一步安撫病患不安的心靈，把台灣帶向世界、讓世界看見台灣！

網址：https://sites.google.com/view/hhiapr
捐款戶名：台灣漢和國際精準放射醫療協會
銀行及分行：合作金庫銀行 北屯分行
銀行代碼：006
銀行帳號：1494-717-231429

國家圖書館出版品預行編目 (CIP) 資料

對話：大郭醫師的癌症診間微光故事 / 郭于誠著 . --
初版 . -- 臺北市：原水文化，城邦文化事業股份有
限公司出版：英屬蓋曼群島商家庭傳媒股份有限公
司城邦分公司發行，2021.11
面； 公分 . -- (悅讀健康；HD3170)
ISBN 978-626-95175-8-9(平裝)

1. 安寧照護 2. 癌症 3. 通俗作品

419.825 110017354

對話——
大郭醫師的
癌症診間微光故事

作　　者／郭于誠
選　　書／林小鈴
主　　編／陳雯琪
特約編輯／張玉櫻
校　　稿／郭翊軒、簡思嘉、陳嘉雯、蕭乃楨

行銷經理／王維君
業務經理／羅越華
總 編 輯／林小鈴
發 行 人／何飛鵬
出　　版／原水文化
城邦文化事業股份有限公司
台北市中山區民生東路二段 141 號 8 樓
電話：(02) 2500-7008　傳真：(02) 2502-7676
E-mail：bwp.service@cite.com.tw
發　　行／英屬蓋曼群島商家庭傳媒股份有限公司城邦分公司
台北市中山區民生東路二段 141 號 11 樓
讀者服務專線：02-2500-7718；02-2500-7719
24 小時傳真服務：02-2500-1900；02-2500-1991
讀者服務信箱 E-mail：service@readingclub.com.tw
劃撥帳號：19863813
戶名：書虫股份有限公司

香港發行所／城邦（香港）出版集團有限公司
香港灣仔駱克道 193 號東超商業中心 1F
電話：(852) 2508-6231　傳真：(852) 2578-9337
E-mail：hkcite@biznetvigator.com
馬新發行所／城邦（馬新）出版集團 Cite(M) Sdn. Bhd. (458372 U)
11, Jalan 30D/146, Desa Tasik,
Sungai Besi, 57000 Kuala Lumpur, Malaysia.
電話：(603) 90563833　傳真：(603) 90562833

封面、版面設計、內頁排版／劉麗雪
插圖／詹皓凱（Dr.Bird 怪醫鳥博士）
攝影／郭于誠、黃佳紅、李品蓁、郭睿紘、陳雯琪
製版印刷／卡樂彩色製版印刷有限公司
2021 年 11 月 16 日初版 1 刷 Printed in Taiwan
2022 年 07 月 07 日初版 5.4 刷

定價 420 元
ISBN 978-626-95175-8-9（平裝）
ISBN 978-626-95292-7-8（EPUB）